U0454640

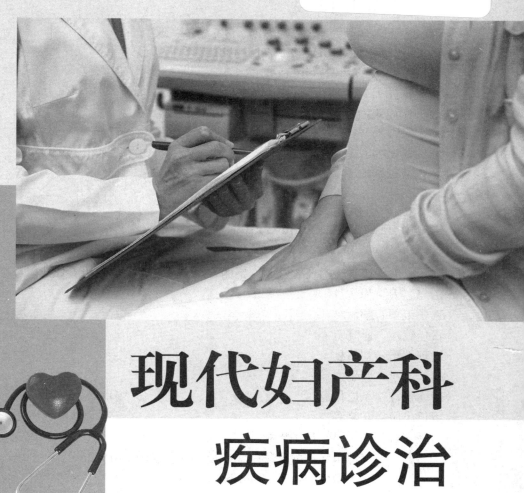

现代妇产科
疾病诊治

曹淑玲　任晓萱　许艳丽　李　荣　戴士敏　卢春凤◎主编

四川科学技术出版社

图书在版编目（CIP）数据

现代妇产科疾病诊治 / 曹淑玲等主编 . -- 成都：四川科学技术出版社，2024.7（2025.7重印）

ISBN 978-7-5727-1435-1

Ⅰ . R71

中国国家版本馆 CIP 数据核字第 2024P26H25 号

现代妇产科疾病诊治
XIANDAI FUCHANKE JIBING ZHENZHI

主　　编	曹淑玲　任晓萱　许艳丽　李　荣　戴士敏　卢春凤
出 品 人	程佳月
选题策划	鄢孟君
责任编辑	唐晓莹
助理编辑	刘倩枝
校　　对	唐于力
封面设计	星辰创意
责任出版	欧晓春
出版发行	四川科学技术出版社
	成都市锦江区三色路 238 号　邮政编码　610023
	官方微信公众号　sckjcbs
	传真　028-86361756

成品尺寸	185 mm × 260 mm
印　　张	6.75
字　　数	135 千
印　　刷	三河市嵩川印刷有限公司
版　　次	2024 年 7 月第 1 版
印　　次	2025 年 7 月第 2 次印刷
定　　价	56.00 元

ISBN 978-7-5727-1435-1

邮　　购：成都市锦江区三色路 238 号新华之星 A 座 25 层　邮政编码：610023
电　　话：028-86361770

■ 版权所有　翻印必究 ■

编委会

主　　编：曹淑玲　　任晓萱　　许艳丽

　　　　　李　荣　　戴士敏　　卢春凤

副主编：杨　蓉　　徐　平　　高　媛

编　　委：梁　雪　　谭　敏

前　言

　　妇产科是临床医学四大主要学科之一，主要研究女性生殖器官疾病的病因、病理、诊断及防治，妊娠、分娩的生理和病理变化，高危妊娠及难产的预防和诊治，女性生殖内分泌，计划生育及妇女保健等。随着医学模式的转变和传统医学观念的更新，妇产科的许多诊疗技术都取得了长足的进步。现代分子生物学、肿瘤学、遗传学、生殖内分泌学及免疫学等医学基础理论的深入研究和临床医学诊疗检测技术的进步，拓宽和深化了妇产科的发展，对保障女性身体健康及防治各种妇产科疾病起着重要的作用。

　　妇产科疾病是女性常见病、多发病，严重威胁女性的身心健康。许多女性由于对妇产科疾病缺乏应有的认识，也缺乏对身体的保健意识，加之各种不良生活习惯等因素的影响，导致一些妇科疾病缠身，久治不愈。近年来，女性健康与妇产科疾病的防治问题引起了社会的广泛重视，保护女性健康、防治妇产科疾病已成为医学上重大的攻坚任务。妇产科的发展与女性的健康有关，更与出生人口的素质、人类的繁衍情况、社会的兴衰有着密切的关系。无论是在理论基础、诊断技术方法方面，还是在治疗手段方面，妇产科都在不断地与时俱进。这就促使妇产科临床医护人员必须不断丰富临床经验，学习并掌握妇产科最新诊疗技术，以便更好地帮助患者摆脱疾病的困扰，提高妇产科疾病的诊治水平。

　　本书全面介绍了各种现代妇产科常见疾病，汇集了当前妇产科临床领域的新进展、新成果，包括妇科炎症性疾病、妇科内分泌疾病、妊娠合并症与并发症、正常分娩与异常分娩、分娩并发症的诊断与治疗。本书内容深入浅出，条理清楚，科学实用，适合各级医院的妇产科医生及相关科室医护人员参考阅读。

目 录

第一章　妇科炎症性疾病

第一节　滴虫性阴道炎

滴虫性阴道炎是一种由鞭毛原虫即阴道毛滴虫引起的性传播疾病。常与其他性传播疾病同时存在，如部分淋病患者合并滴虫性阴道炎。除经性交直接传播外，滴虫性阴道炎还可通过公共浴室、马桶、内衣裤及各种卫生用具间接传播。新生儿可从患病母亲产道中隐性感染滴虫性阴道炎，儿童可通过被污染的衣物、玩具，以及被污染的手间接感染。

一、临床表现

①外阴瘙痒，或有灼热、疼痛、性交痛等。如合并尿道感染，可有尿频、尿痛，有时可见血尿。②阴道分泌物增多，呈灰黄色稀薄泡沫状，若合并其他细菌感染则排出物呈脓性，可有臭味。③阴道及子宫颈黏膜充血，严重者散在出血斑点，可形成"草莓样"子宫颈。

二、辅助检查

阴道分泌物生理盐水悬滴检查，此方法敏感性为 60% ~ 70%；阴道分泌物滴虫培养，阳性率可达 98%。

三、诊断

患者外阴瘙痒，阴道分泌物增多且呈泡沫状；阴道及子宫颈黏膜红肿，可有散在出血斑点；后穹隆有多量液性或脓性泡沫状分泌物；阴道分泌物中找到滴虫，即可明确诊断。

四、鉴别诊断

1. 下生殖道淋病奈瑟菌感染

下生殖道淋病奈瑟菌（简称淋菌）感染者阴道分泌物为脓性，阴道充血多不明显，子宫颈外口充血明显，有脓性阴道分泌物流出。分泌物涂片可在白细胞内找到革兰氏阴性双球菌。

2. 老年性阴道炎

老年性阴道炎见于绝经后女性，表现为阴道分泌物增多，为脓性或血性，常有阴道灼热、疼痛感，严重者阴道有点片状出血点，但在阴道分泌物中找不到滴虫。

五、治疗

（一）局部治疗

局部治疗的目的是清除阴道异常分泌物，改变阴道内环境，提高阴道防御功能。常用 1% 乳酸，或 0.5% 醋酸，或 1 ∶ 5 000 高锰酸钾溶液灌洗阴道或坐浴，每日 1 次。在灌洗阴道或坐浴后，取甲硝唑阴道泡腾片 200 mg 放入阴道，每日 1 次，7 d 为 1 个疗程。

（二）全身用药

滴虫性阴道炎患者常伴有泌尿系统及肠道内滴虫感染，单纯局部用药不易彻底消灭滴虫，应结合全身用药。

甲硝唑，每次 400 mg，口服，每日 2 次，共 7 d；或大剂量疗法，即每次 2 g，单次口服。服药后个别患者可出现食欲缺乏、恶心、呕吐等胃肠道反应，偶见头痛、皮疹、白细胞减少等反应，可对症处理或停药。甲硝唑可通过乳汁排泄，故用药期间及用药后 24 h 内不宜哺乳。另外，妊娠期滴虫性阴道炎是否用甲硝唑治疗尚存在争议，国内将甲硝唑作为妊娠期禁用药物。

对甲硝唑有耐药性的患者，可考虑采用：①替硝唑，每次 2 g，单次口服。儿童用药剂量为每日每千克体重 15 mg，分 3 次口服，连续 7 d。②硝呋太尔，每次 200 mg，口服，每日 3 次，连续 7 d。

（三）治疗中注意事项

性伴侣须同时接受治疗，治疗期间禁止性生活；内裤及用过的毛巾应煮沸 5 ~ 10 min 并在阳光下晒干；服药期间应忌酒；未婚女性以口服甲硝唑治疗为主，如确需阴道上药，应由医护人员放入；滴虫转阴后应于下次月经干净后继续治疗 1 个疗程，以巩固疗效。

（四）治愈标准

滴虫转阴后，每次月经干净后复查阴道分泌物，连续 3 次检查滴虫均为阴性，方为治愈。

第二节　细菌性阴道病

细菌性阴道病是由阴道内正常菌群失调，乳杆菌减少、加德纳菌及某些厌氧菌增加所致的混合感染而引起的，可通过性交传播，临床以阴道分泌物增多，但局部无明显炎性反应为特点。细菌性阴道病可致生殖道上行性感染及围生期并发症。

一、临床表现

本病 10% ~ 40% 的患者无临床症状，有症状者的主要表现是阴道分泌物增多，有鱼腥臭味，可伴有轻度外阴瘙痒或灼热感。阴道检查可见分泌物呈灰白色，均匀一致，稀薄，常黏附于阴道壁，容易将分泌物从阴道壁拭去，阴道黏膜无明显充血。

二、辅助检查

1. 阴道分泌物 pH 值测定

阴道分泌物 pH 值＞ 4.5，常为 5.0 ~ 6.0。

2. 胺试验

将阴道分泌物拭子放在加入 10% 氢氧化钾溶液的试管内，或将阴道分泌物与 10% 氢氧化钾溶液放在玻片上混合，可引出腥臭味，即为胺试验阳性。

3. 阴道分泌物显微镜检查

阴道分泌物显微镜检查可见线索细胞，镜下线索细胞数量占鳞状上皮细胞比例大于 20%，可以诊断细菌性阴道病。

三、诊断

下列 4 项中具备 3 项，可诊断为细菌性阴道病，多数认为线索细胞阳性为必备条件。①患者阴道分泌物增多，色灰白，稀薄，均匀一致，有腥臭味，常伴阴道灼热感、性交痛及外阴瘙痒，妇科检查示阴道分泌物如薄膜样覆盖于阴道壁。②阴道分泌物涂片可见线索细胞。③阴道分泌物 pH 值＞ 4.5。④胺试验阳性。

四、鉴别诊断

1. 下生殖道淋菌感染

下生殖道淋菌感染者阴道分泌物为脓性，有时尿道旁或前庭大腺脓肿开口可挤出脓性分泌物，阴道充血多不明显，子宫颈外口充血，有脓液外溢，分泌物涂片可在白细胞内找到淋菌。

2. 老年性阴道炎

老年性阴道炎患者常有分泌物增多，可呈脓性甚至血性，有臭味，外阴也可有溃疡、抓痕、充血、水肿，阴道内黏膜有出血点，检查分泌物有大量细菌而无线索细胞。

五、治疗

（一）一般治疗

注意个人卫生，不随便用药物进行阴道冲洗，以减少对阴道正常菌群的破坏。阴道可放置阴道乳杆菌制剂，以恢复阴道的微生态平衡，减少阴道炎症的发生。

（二）药物治疗

1. 全身用药

首选甲硝唑 400 mg，口服，每日 2 次，共 7 d，甲硝唑近期有效率为 82% ~ 97%。也可选用克林霉素 300 mg，口服，每日 2 次，连服 7 d，有效率达 94%。

2. 阴道用药

甲硝唑制剂 200 mg 阴道给药，每晚 1 次，共 7 d；或用 2% 克林霉素软膏涂抹阴道，每次 5 g，每晚 1 次，连用 7 d。此外，还可选用过氧化氢溶液冲洗阴道，每日 1 次，共 7 d；或用 1% 乳酸或 0.5% 醋酸溶液冲洗阴道，以改善阴道内环境，提高疗效。

第三节　急性子宫颈炎

急性子宫颈炎多见于不洁性交后。产后引起的子宫颈损伤，人工流产术及一些子宫颈手术时扩张子宫颈所致的损伤或穿孔，以及诊断性刮宫时子宫颈或宫体的损伤等，都可导致病原体进入损伤部位而发生感染，引起急性子宫颈炎。

一、病原体

急性子宫颈炎的病原体包括性传播疾病病原体和内源性病原体。性传播疾病病原体，如沙眼衣原体、淋菌，主要见于性传播疾病的高危人群。内源性病原体主要包括需氧菌和厌氧菌，部分子宫颈炎发病与细菌性阴道病病原体、生殖支原体感染有关。沙眼衣原体和淋菌主要侵犯子宫颈管内黏膜腺体的柱状上皮，如直接向上蔓延则可导致上生殖道黏膜感染。

二、临床表现

大部分患者无症状。有症状者主要表现为阴道分泌物增多，呈黏液脓性，阴道分泌物刺激可引起外阴瘙痒及灼热感。此外，可出现经间期出血、性交后出血等症状。若合并尿路感染，可出现尿急、尿频、尿痛。妇科检查见子宫颈充血、红肿，子宫颈黏膜外翻，子宫颈触痛，有脓性分泌物从子宫颈管内流出。特别是当淋菌感染时，尿道、尿道旁腺、前庭大腺亦可同时受累，有症状者表现为子宫颈分泌物增多，点滴状出血或尿路刺激症状，妇科检查子宫颈口可见黏液脓性分泌物。

三、辅助检查

1. 白细胞检查

对于急性子宫颈炎，通常可取子宫颈管黏液脓性分泌物行革兰氏染色涂片检查，可见每高倍视野下有 30 个以上的中性粒细胞；或取阴道分泌物湿片检查，可见每高倍视野下有 10 个以上的白细胞。

2. 病原体检查

近年来，急性子宫颈炎最常见的病原体为淋菌和沙眼衣原体。淋菌的实验室检查方法有：①子宫颈分泌物涂片革兰氏染色，在中性粒细胞中找到典型的肾型革兰氏阴性双球菌，则诊断成立，阳性率在 40% ~ 60%。②分泌物培养，为确诊淋菌性子宫颈炎的重要手段，阳性率在 80% ~ 90%。检测沙眼衣原体常用的方法：①酶联免疫吸附试验（ELISA），ELISA 方法简单，诊断快速，是常用的检查方法。②核酸检测。

3. 血常规

急性子宫颈炎患者血液中白细胞计数及中性粒细胞数增高。

四、诊断

①患者子宫颈管可见黏液脓性分泌物，或子宫颈红肿、触痛，用棉拭子擦拭时易诱发子宫颈管内出血。②子宫颈管或阴道分泌物中白细胞增多。③子宫颈分泌物涂片、分泌物培养、ELISA 检查、核酸检测已明确病原体。

五、鉴别诊断

1. 阴道分泌物异常

急性滴虫性阴道炎、霉菌性阴道炎、感染性淋菌性阴道炎，以及急性子宫内膜炎、宫旁组织炎、盆腔炎等阴道分泌物均呈脓性，多有恶臭，将分泌物做涂片或培养检查可资鉴别。

2. 泌尿系统感染

急性膀胱炎、急性输尿管炎、输尿管结石并发感染、急性肾盂肾炎均有尿频、尿急、尿痛等症状，可通过尿液检查、造影检查、体检时叩击肾区等协助鉴别诊断。

六、治疗

（一）一般治疗

急性感染期应禁止性生活，注意个人卫生，同时注意多休息，加强营养。

（二）药物治疗

1. 局部治疗

根据病原体检测结果，采用针对病原体的抗生素或磺胺粉剂，涂抹或撒布在子宫颈上控制感染。

2. 全身治疗

有全身症状者须肌内注射或口服抗生素。对于无并发症的急性淋菌性子宫颈炎，主张大剂量、单次给药，常用药物有头孢曲松、头孢克肟、头孢噻肟、大观霉素等。对于沙眼衣原体感染所致子宫颈炎，可选用红霉素、阿奇霉素或氧氟沙星治疗。对于病毒感染，可选用氟尿嘧啶软膏及干扰素治疗。

（三）手术治疗

原则上不进行局部手术治疗，因为在急性期若采用激光、电熨等物理治疗，可使炎症扩散，导致急性盆腔疾病。

第四节　慢性子宫颈炎

慢性子宫颈炎是一种常见的妇科疾病，大多数由急性子宫颈炎持续 2 ~ 3 周迁延而来。依病理改变不同，可分为慢性子宫颈管黏膜炎、子宫颈息肉、子宫颈肥大。

一、临床表现

临床上常无急性过程的表现。主要症状是阴道分泌物增多，可伴腰酸、骶部疼痛、盆腔下坠及痛经。子宫颈呈不同程度的糜烂、肥大，有时可见息肉、裂伤、外翻、腺体囊肿以及子宫颈管黏膜增生。

二、辅助检查

慢性子宫颈炎与早期子宫颈癌从外观上难以鉴别，须常规做子宫颈刮片检查，必要时在阴道镜下取活组织检查，以明确诊断。也可通过固有荧光诊断仪进行检测，如有阳性征象则做定位活组织检查。

三、诊断

根据临床表现可初步做出慢性子宫颈炎的诊断，但应注意将妇科检查所发现的阳性体征与子宫颈的常见病理生理改变进行鉴别。

四、鉴别诊断

1. 子宫颈癌

肉眼不易与慢性子宫颈炎鉴别，但子宫颈癌一般子宫颈质地较硬、脆，极易出血，子宫颈刮片或子宫颈活组织检查可帮助诊断。

2. 陈旧性子宫颈裂伤

阴道检查时，可因将裂伤的子宫颈内膜牵引外翻而误诊为慢性子宫颈炎，如将窥阴器轻撑开，外翻的组织即可复原。

五、治疗

本病治疗以局部治疗为主，可采用药物治疗、物理治疗及手术治疗，而以物理治疗最常用。

（一）药物治疗

药物治疗适用于糜烂面积较小、炎症浸润较浅者。药物治疗的目的是消炎，以促使上皮生长。

1. 药物阴道冲洗

常用的冲洗药物有 1 ： 5 000 高锰酸钾溶液，1 ： 1 000 苯扎溴铵溶液，1% 醋酸溶液，0.5% ~ 1.0% 乳酸溶液，可选用其中任何一种溶液每日冲洗阴道 1 ~ 2 次。

2. 硝酸银腐蚀

用棉球蘸 10% ~ 20% 硝酸银溶液涂于糜烂面，直至出现灰白色痂膜为止，然后用生理盐水棉球或棉签轻轻涂抹拭去多余的硝酸银溶液，每周 1 次，2 ~ 4 次为 1 个疗程。

3. 氯己定栓剂

将氯己定栓剂紧贴糜烂处，用带线棉球固定，次日晨患者自行取出棉球，每日 1 次，每次 1 枚，10 次为 1 个疗程。

（二）物理治疗

物理治疗适用于糜烂面积较大、炎症浸润较深的病例，是治疗慢性子宫颈炎较好的方法，一般 1 次即可治愈，2 个月左右伤口可痊愈。

1. 子宫颈电熨术

子宫颈电熨术适用于已有子女的经产妇。将电熨斗直接接触子宫颈糜烂处并略加压，电熨后创面涂以 1% 龙胆紫或呋喃西林粉，术后 2 ~ 3 d 分泌物增多，术后 7 ~ 10 d 阴道少量出血，术后 2 周结痂脱落。术后每月复查 1 次，如有子宫颈口狭窄可用探针扩张。

2. 激光治疗

激光治疗多采用二氧化碳激光器。术后 3 周痂皮脱落。

3. 冷冻治疗

冷冻治疗适用于未产或尚无子女的患者。术后 6 周坏死组织脱落，术后 8 周痊愈，术后很少出血，愈合后很少发生子宫颈口狭窄。

（三）手术治疗

1. 适应证

保守治疗无效；子宫颈肥大、糜烂面深广且子宫颈管受累者。

2. 手术方式

①锥切法，可选用电刀锥切或手术刀锥切。②子宫全切术。③子宫颈撕裂修补术。④子宫颈切除术。⑤子宫颈息肉摘除术。

第五节　急性盆腔炎

急性盆腔炎指盆腔部位急性炎症病变，包括子宫内膜炎、输卵管炎、输卵管卵巢炎、盆腔腹膜炎，其中以输卵管炎较常见，可波及卵巢、子宫、盆腔腹膜。急性盆腔炎如治疗不及时，可出现盆腔脓肿，并可发展为慢性盆腔炎，严重影响女性健康。

一、临床表现

（一）症状

1. 急性下腹疼痛

疼痛因病变范围及程度而异，轻症可无腹痛。一般为下腹痛，下腹部两侧烧灼痛，并逐渐加重，耻骨联合上区压痛。弥漫性腹膜炎表现为满腹痛，并发肝周围炎者有右上腹痛。

2. 发热

轻症有发热，重症有畏寒、寒战，体温可在 39 ~ 40℃。高热常见于盆腔腹膜炎及并发菌血症或败血症时。

3. 脓性或血性分泌物

由于盆腔炎性疾病与细菌性阴道病关系密切，许多患者还有细菌性阴道病的表现，如阴道分泌物多，带腐臭味或鱼腥味，可呈脓性或血性。

4. 全身症状

常有头痛、食欲缺乏，有时在排尿、排便时有疼痛等刺激症状。

（二）体征

体检时会发现患者有下腹部压痛、反跳痛等腹膜刺激症状。多数患者都有压痛，反跳痛开始不明显，只有在病变发展到腹膜炎时，反跳痛才变得明显。妇科检查可见阴道内有大量脓性分泌物，呈黄色或绿色，显微镜下可以见到大量中性粒细胞。使用革兰氏染色可以发现部分患者有淋菌。如果高倍镜下见到白细胞／上皮细胞＞1，或者子宫颈管内分泌物涂片在高倍镜下见到 30 个以上细菌，且子宫颈有触痛，则基本上可以诊断为急性子宫颈管炎。急性子宫颈管炎是盆腔炎性疾病的常见表现之一，因此，如果急性子宫颈管炎诊断成立，可以作为盆腔炎性疾病的重要辅助诊断依据。

双合诊检查时多数都可以发现患者下腹部正中或附件区压痛，表示子宫内膜或输卵管急性炎症。肿块不常见，但是绝大多数患者都会出现附件区增厚。肿块可见于少数形成脓肿或慢性炎症急性发作的患者，这种患者的腹膜刺激症状有时反而不明显。肿块或增厚多数情况下是由大网膜、腹膜、肠管与直肠子宫陷凹之间形成了炎性粘连，产生了包裹性积液所致。双合诊检查更加有助于盆腔炎性疾病的诊断，应该常规进行。如果疼痛以右侧为主，往往与急性阑尾炎难以鉴别。

二、辅助检查

1. 实验室检查

白细胞及中性粒细胞升高，红细胞沉降率（简称血沉）升高。考虑性传播疾病时，应进行尿道口分泌物及子宫颈管分泌物淋菌涂片与培养，衣原体、支原体培养，其他细菌培养及药敏试验等；考虑子宫腔感染的可能性较大时，应进行子宫腔分泌物培养、血培养及药敏试验。

2. 后穹隆穿刺

后穹隆穿刺有助于盆腔炎的诊断，盆腔炎时白细胞计数常增加。盆腔积脓时吸出物均为脓液，可送细菌（包括厌氧菌）培养及药敏试验。

3. B 超检查

B 超检查对输卵管卵巢脓肿、盆腔积脓的诊断有价值，可发现盆腔不同部位的囊肿。

4. 其他

为明确诊断，或考虑手术治疗时，可进行腹腔镜检查。

三、诊断

根据病史、症状和体征可作出初步诊断，但还需进行必要的实验室检查，如血常规、尿常规、子宫颈管分泌物及后穹隆穿刺液检查等。

急性盆腔炎的临床诊断需同时具备下列 3 项：①下腹压痛，伴或不伴反跳痛。②子宫颈或子宫体举痛或摇摆痛。③附件区压痛。下列标准可增加诊断的特异性：①子宫颈分泌物培养或革兰氏染色涂片示淋菌阳性或沙眼衣原体阳性。②体温超过38℃。③阴道分泌物湿片示白细胞增多。④子宫颈异常黏液脓性分泌物增加。⑤血沉升高。⑥血 C 反应蛋白升高。临床诊断急性输卵管炎有一定的误诊率，腹腔镜检查则能提高诊断准确率。腹腔镜诊断急性盆腔炎的标准有：①输卵管表面明显充血。②输卵管壁水肿。③输卵管伞端或浆膜面有脓性渗出物。在作出急性盆腔炎的诊断后，能直接经腹腔镜取感染部位的分泌物做细菌培养，但临床应用有一定的局限性。

子宫颈管分泌物及后穹隆穿刺液的涂片、培养及核酸扩增检测虽不如经腹腔镜直接取感染部位的分泌物做培养及药敏试验准确，但对明确病原体有帮助。涂片做革兰氏染色，若找到淋菌可确诊，除查找淋菌外，还可以根据细菌形态为及时选用抗生素提供线索。最可靠的方法是分泌物培养，培养阳性率高，可明确病原体。除病原体的检查外，还可根据病史、临床症状及体征特点初步判断病原体。

四、鉴别诊断

1. 急性阑尾炎

急性阑尾炎主要是麦氏点的疼痛，一般局限在右下腹，通常不会有双侧腹痛。

2. 输卵管妊娠流产或破裂

输卵管妊娠流产或破裂患者往往有停经史，尿妊娠试验大多数情况下为阳性。

3. 卵巢囊肿蒂扭转或破裂

卵巢囊肿蒂扭转或破裂患者多数有卵巢囊肿病史，然后突然出现腹痛。一般疼痛局限在一侧下腹部，在初期多缺乏炎症所具有的体温升高和外周血白细胞升高的特点。

五、治疗

（一）一般治疗

卧床休息，半卧位有利于脓液积聚于直肠子宫陷凹而使炎症局限。给予高热量、高蛋白、高维生素流质饮食或半流质饮食，补充液体，注意纠正电解质紊乱及酸碱失衡，必要时少量输血。高热时采用物理降温。

（二）药物治疗

近年来，新的抗生素不断问世，厌氧菌培养技术的进步及药敏试验的配合，使临床得以合理使用抗生素，并兼顾对需氧菌及厌氧菌的控制，使急性盆腔炎的疗效显著。急性盆腔炎经积极治疗，绝大多数可治愈。对附件脓肿的治疗过去几乎均以手术治疗为主，近年的临床治疗效果表明，若治疗及时，用药得当，可使 75% 的附件脓肿得到控制，直至包块完全消失而免于手术（尤其是脓肿直径 < 8 cm 者）。可见急性盆腔炎的药物治疗占有重要地位。抗生素的选用根据药敏试验结果较为合理，但在检查结果出来之前，须根据病史、临床特点推测为何种病原体，并参考发病后用过何种抗生素等选择用药。由于急性盆腔炎多为需氧菌、厌氧菌及衣原体的混合感染，需氧菌及厌氧菌又有革兰氏阴性及革兰氏阳性之分，因此，在抗生素的选择上多采用联合用药。

急性盆腔炎常用的抗生素治疗方案如下。

1. 青霉素或红霉素与氨基糖苷类药物及甲硝唑联合应用

皮试阴性后，青霉素每日 320 万 ~ 960 万 U，静脉滴注，分 3 ~ 4 次加入少量液体中，间歇快速滴注；或红霉素每日 1 ~ 2 g，分 3 ~ 4 次静脉滴注。

庆大霉素每次 80 mg，每日 2 ~ 3 次，静脉滴注或肌内注射；或阿米卡星每日 200 ~ 400 mg，分 2 次肌内注射，疗程一般不超过 10 d。

甲硝唑葡萄糖注射液 250 mL（内含甲硝唑 500 mg），静脉滴注，每 8 h 1 次，病情好转后改口服甲硝唑 400 mg，每 8 h 1 次。本药可通过乳汁排泄，故哺乳期妇女慎用。

2. 第一代头孢菌素与甲硝唑联合应用

第一代头孢菌素对革兰氏阳性菌的作用均较强，有些药物对革兰氏阴性菌作用也较优，如头孢拉定，每次 0.5 ~ 1.0 g，每日 4 次，静脉滴注；头孢唑林，每次 0.5 ~ 1.0 g，每日 2 ~ 4 次，静脉滴注。

甲硝唑葡萄糖注射液 250 mL（内含甲硝唑 500 mg），静脉滴注，每 8 h 1 次，病情好转后改口服甲硝唑 400 mg，每 8 h 1 次。

3. 克林霉素或林可霉素与氨基糖苷类药物联合应用

克林霉素 600 mg，每 8 ~ 12 h 1 次，静脉滴注，体温降至正常后改口服，每次 250 ~ 500 mg，每日 3 ~ 4 次；或林可霉素每次 300 ~ 600 mg，每日 3 次，肌内注射或静脉滴注。克林霉素或林可霉素对多数革兰氏阳性菌及厌氧菌有效，与氨基糖苷类药物联合应用，无论是实验室还是临床均可获得良好的疗效。此类药物与红霉素有拮抗作用，不可与其联合应用；长期使用可致假膜性肠炎，其先驱症状为腹泻，遇此症状应立即停药。

庆大霉素每次 80 mg，每日 2 ~ 3 次，静脉滴注或肌内注射；或阿米卡星每日 200 ~ 400 mg，分 2 次肌内注射，疗程一般不超过 10 d。

4. 单用任何一种第二代头孢菌素或加用多西环素

头孢呋辛，每次 0.75 ~ 1.50 g，每日 3 次，肌内注射或静脉注射。头孢孟多，每次 0.5 ~ 1.0 g，每日 4 次，中度感染每次 1 g，每日 6 次，静脉注射或静脉滴注。头孢替安，每日 1 ~ 2 g，分 2 ~ 4 次肌内注射，严重感染者可用至每日 4 g，分 2 ~ 4 次静脉滴注。头孢西丁，每次 1 ~ 2 g，每日 3 ~ 4 次，肌内注射或静脉滴注，此药除对革兰氏阴性菌作用较强外，对革兰氏阳性菌及厌氧菌（消化球菌、消化链球菌、脆弱拟杆菌）均有效。若考虑有衣原体感染，应同时给予多西环素 100 mg，口服，每 12 h 1 次。

（三）手术治疗

本病手术指征如下所示。

1. 脓肿经药物治疗无效

盆腔脓肿形成，经药物治疗 48 ~ 72 h，体温持续不降，患者中毒症状加重或包块增大者，应及时手术，以免发生脓肿破裂。

2. 输卵管积脓或输卵管卵巢脓肿持续存在

输卵管积脓或输卵管卵巢脓肿经药物治疗病情有好转，继续控制炎症数日，肿块仍未消失但已局限化，应行手术切除，以免日后再次急性发作。

3. 脓肿破裂

脓肿破裂表现为突然腹痛加剧，伴寒战、高热、恶心、呕吐、腹胀，腹部拒按，或有中毒性休克表现者，均应怀疑为脓肿破裂，应立即剖腹探查。

可根据情况选择经腹手术或腹腔镜手术。手术范围应根据病变范围、患者年龄、一般状态等全面考虑，原则上以切除病灶为主。年轻女性应尽量保留卵巢功能，以采用保守性手术为主；年龄大、双侧附件受累或附件脓肿屡次发作者，可行全子宫及双附件切除术；对极度衰弱、危重患者的手术范围须按具体情况决定。若为盆腔脓肿或盆腔结缔组织脓肿（腹膜外脓肿），可根据脓肿位置经阴道或下腹部切开排脓引流。脓肿位置低、突向阴道后穹隆时，可经阴道切开排脓，同时注入抗生素；若脓肿位置较高且较表浅，如盆腔腹膜外脓肿向上延伸超出盆腔，可在腹股沟韧带上方行腹膜外切开引流排脓。

（四）中药治疗

可采用中药治疗，主要用活血化瘀、清热解毒药物，如银翘解毒汤、安宫牛黄丸等。

第六节　慢性盆腔炎

慢性盆腔炎常为急性盆腔炎治疗不彻底，或患者体质较差、病程迁延所致，但亦可无急性盆腔炎病史，如沙眼衣原体感染所致输卵管炎等。慢性盆腔炎病情较顽固，当机体抵抗力较差时，可有急性发作。

一、临床表现

主要表现为下腹坠胀痛、骶尾部痛等，疼痛常在劳累、性交后，排便时及月经前、后加重。伴有阴道分泌物增多、低热、精神不振、失眠等。还可出现月经失调，表现为周期不规则，经量增多，经期延长或伴痛经。常伴不孕症。

二、妇科检查

①病变部位压痛。输卵管卵巢炎患者有附件区压痛；结缔组织炎患者有主韧带、阴道组织压痛。②病变组织增厚、粘连，包块形成。附件周围炎以粘连为主，附件炎可形成输卵管卵巢炎性肿块，亦可形成输卵管积水或输卵管卵巢囊肿（大型者可在脐上）。慢性盆腔结缔组织炎可于三合诊时触及增厚的宫骶韧带，重症者可形成包围直肠的、质硬的扇形增厚，呈马蹄形。

三、辅助检查

对阴道或盆腔分泌物进行衣原体、支原体培养及细菌培养、药敏试验，可寻找到相关的病原体。

后穹隆穿刺有助于盆腔炎诊断，盆腔积脓时吸出物均为脓液，可送细菌培养（包括厌氧菌）及药敏试验。

怀疑子宫腔感染时，应进行子宫腔分泌物细菌培养及药敏试验。

B超检查对输卵管卵巢脓肿、盆腔积脓的诊断有价值，可在盆腔不同部位发现脓肿。

为明确诊断，或者考虑手术治疗时，可进行腹腔镜检查或剖腹探查。通过剖腹探查或腹腔镜检查，可以直接取感染部位的分泌物做细菌培养及药敏试验，这时的结果最准确，但临床应用有一定的局限性。

四、诊断

以往有感染史及其他腹腔脏器的慢性感染史，或以往有急性盆腔炎史，但是治疗不够彻底、有效，用药不够正规，症状持续时间比较长。有感染的证据，多数情况下可以发现有特异性感染。有急性盆腔炎史以及症状和体征明显者，诊断多无困难。有时患者自觉症状较多而无明显急性盆腔炎病史及阳性体征，此时对慢性盆腔炎的诊断须慎重，以免轻率作出诊断而增加患者思想负担，因为有时盆腔充血或阔韧带内静脉曲张也可产生类似慢性盆腔炎的症状。

五、鉴别诊断

1. 子宫内膜异位症

子宫内膜异位症的痛经呈继发性、进行性加重，症状与月经周期密切相关，若能触及典型触痛结节则有助于诊断。鉴别困难时应行腹腔镜检查。

2. 卵巢囊肿

输卵管卵巢囊肿需与卵巢囊肿相鉴别。输卵管卵巢囊肿患者有盆腔炎病史，肿块呈腊肠形，囊壁较薄，周围有粘连；卵巢囊肿一般以圆形或椭圆形较多，周围无粘连，活动自如。

3. 卵巢癌

慢性盆腔炎时附件炎性包块与周围粘连，不活动，有时易与卵巢癌相混淆，但炎性包块为囊性，而卵巢癌癌肿为实性或囊实性，B超检查有助于鉴别。

六、治疗

慢性盆腔炎是盆腔炎性疾病的后遗症，在治疗上主要是对症处理。

（一）一般治疗

注意个人卫生，增加营养，锻炼身体，注意劳逸结合，提高机体抵抗力。

（二）药物治疗

1. 抗生素治疗

慢性盆腔炎一般不主张抗生素治疗，主要原因是盆腔内已经形成粘连和瘢痕组织，药物很难进入受累的部位。

2. 中药治疗

中药治疗以清热利湿、活血化瘀为主。丹参18 g，赤芍15 g，木香12 g，桃仁9 g，金银花30 g，蒲公英30 g，茯苓12 g，牡丹皮9 g，生地黄9 g；病重时加延胡索9 g。有些患者为寒凝气滞型，治则为温经散寒、行气活血，常用桂枝茯苓汤加减。以上中药煎后可口服或灌肠。

3. 其他药物治疗

可采用 α- 糜蛋白酶 5 mg 或透明质酸酶 1 500 U，肌内注射，隔天 1 次，7 ～ 10

次为 1 个疗程，以利于粘连分解和炎症的吸收。个别患者局部或全身出现变态反应时应停药。也可以同时应用抗生素与地塞米松，口服地塞米松 0.75 mg，每日 3 次，停药前注意做到地塞米松逐渐减量。

（三）手术治疗

有肿块（如输卵管积水或输卵管卵巢囊肿）时应行手术治疗；存在小感染灶，反复引起炎症急性发作者也应手术治疗。手术以治愈为原则，常行单侧附件切除术或子宫全切术加双侧附件切除术，以避免遗留病灶有再复发的机会。对年轻女性应尽量保留卵巢功能。

（四）其他治疗

上述方法治疗无效时，可试用物理疗法。温热刺激可促进盆腔局部血液循环，改善组织营养状态，提高新陈代谢，利于炎症吸收和消退。常用的物理疗法有短波、超短波、微波、激光、离子透入（可加入各种药物，如青霉素、链霉素等）等。下腹部短波或超短波透热理疗，每日 1 次，10 次为 1 个疗程。

第二章 妇科内分泌疾病

第一节 围绝经期综合征

围绝经期综合征是指女性在自然绝经或人工绝经前后出现一系列性激素波动或减少所致的躯体及精神心理症状。

一、内分泌变化

绝经前后最明显的变化是卵巢功能衰退，随后表现为下丘脑－垂体功能退化。卵泡闭锁导致雌激素和抑制素水平降低以及卵泡刺激素（FSH）水平升高，是绝经的主要信号。

二、临床表现

1. 月经紊乱

月经紊乱是围绝经期的常见症状，由于稀发排卵或无排卵，表现为月经周期不规则、经期持续时间长及经量增多或减少。

2. 血管舒缩症状

血管舒缩症状主要为潮热、面部发红、出汗，瞬息即过，反复发作。

3. 精神神经症状

围绝经期女性表现为情绪不稳定，易激动，不能自我控制，忧郁失眠，精力不集中等。

4. 自主神经失调症状

围绝经期女性常出现心悸、眩晕、头痛、失眠、耳鸣等症状。

5. 泌尿生殖器绝经后综合征

围绝经期女性表现为外阴与阴道萎缩，阴道干燥，性交困难，反复阴道感染。排尿困难，反复发生尿路感染。

6. 心血管系统症状

绝经后女性糖、脂代谢异常，动脉硬化、冠心病的发病风险较绝经前明显增加。

7. 骨质疏松症

绝经后女性缺乏雌激素使骨质吸收增加，导致骨量快速丢失而出现骨质疏松症。

三、诊断

根据病史及临床表现不难诊断，但需注意除外相关症状的器质性病变及精神疾病，卵巢功能评价等实验室检查有助于诊断。

1. 血清激素测定

检查血清 FSH 值及 E_2 值可了解卵巢功能。

2. X 线检查

脊椎、股骨及掌骨 X 线检查可发现骨质疏松症。

四、治疗

（一）一般治疗

加强卫生宣教；进行心理疏导，以消除患者不必要的顾虑；患者应保证劳逸结合与充分的睡眠。轻症者不必服药治疗，必要时可选用适量镇静药以助睡眠，如艾司唑仑 2.5 mg 睡前服用。

（二）激素替代疗法

绝经前主要用孕激素或雌孕激素联合调节月经异常；绝经后用激素替代疗法（HRT）。

1. 单用雌激素

对于已切除子宫的女性，可单纯用妊马雌酮 0.625 mg 或 17β– 雌二醇 1 mg，连续治疗 3 个月。

2. 雌激素、孕激素序贯疗法

雌激素用法同上，每后半月加用 10 ~ 14 d 炔诺酮，每日 2.5 ~ 5.0 mg，或黄体酮 6 ~ 10 mg，每日 1 次，或甲羟孕酮 4 ~ 8 mg，每日 1 次，可减少子宫内膜癌的发生率，但周期性子宫出血的发生率高。

3. 雌激素、雄激素联合疗法

妊马雌酮 0.625 mg 或 17β– 雌二醇 1 mg，每日 1 次，加甲睾酮 5 ~ 10 mg，每日 1 次，连用 20 d，对抑郁型精神状态的患者疗效较好，且能减少对子宫内膜的增生作用，但有男性化作用，而且常用雄激素有成瘾可能。

4. 激素替代疗法的注意事项

在没有明确适应证时，不建议使用激素替代疗法，应在有适应证且无禁忌证时选用。

（1）适应证

①绝经相关症状：潮热、出汗、睡眠障碍、疲倦、情绪障碍（如易激动、烦躁、焦虑、紧张或情绪低落等）。②泌尿生殖道萎缩：阴道干涩或疼痛、排尿困难、性交痛、反复发作的阴道炎、反复泌尿系统感染、夜尿多、尿频和尿急。③低骨量及骨质疏松症：有骨质疏松症的危险因素（如低骨量）及绝经后骨质疏松症。

（2）禁忌证

已知或可疑妊娠、原因不明的阴道流血、已知或疑有乳腺癌、已知或疑有性激素依赖性恶性肿瘤、最近 6 个月内患有活动性静脉或动脉血栓栓塞性疾病、严重肝肾功能障碍、耳硬化症、脑膜瘤（禁用孕激素）等。

第二节 高催乳素血症

高催乳素血症是一种下丘脑－垂体－性腺轴功能失调疾病，以血液中催乳素升高为其主要表现，可由多种原因而引起，一部分是病理性的，另一部分则为可逆的功能失调。

一、病因

（一）下丘脑疾病

颅咽管瘤等可压迫第三脑室，阻断催乳素抑制因子对催乳素分泌的抑制作用，促使催乳素大量分泌；下丘脑炎症等可影响催乳素抑制因子的分泌或运送，也可导致血清催乳素升高。

（二）垂体疾病

垂体疾病是引起高催乳素血症最常见的原因，其中以垂体催乳素瘤最常见，占40% ~ 70%。约 1/3 的患者为垂体微腺瘤（肿瘤直径小于 10 mm）。空蝶鞍综合征也可使血清催乳素增高。

（三）特发性高催乳素血症

特发性高催乳素血症是指血清催乳素水平明显升高，但未发现垂体或中枢神经系统疾病，也无任何促使血清催乳素水平升高的其他病因。可能系下丘脑垂体功能紊乱，引起催乳素分泌细胞弥散性增生及过度分泌所致。诊断前应排除器质性疾病，该类患者血清催乳素多为 2.73 ~ 4.55 nmol/L，部分患者数年后发现存在垂体微腺瘤。

（四）药物性原因

吩噻嗪类镇静药如氯丙嗪、奋乃静等，以及止吐药如甲氧氯普胺，可直接与多巴胺受体结合，有消耗多巴胺受体，阻断多巴胺的作用，促使催乳素分泌及释放。利血平、甲基多巴等抗高血压药物，可促进去甲肾上腺素的合成及释放，耗竭多巴胺，造成催乳素水平升高。长期服用口服避孕药可影响下丘脑垂体催乳素细胞的增生与分泌，从而引起高催乳素血症。H_2 受体拮抗剂如西咪替丁，可促进催乳素分泌。

（五）其他原因

如原发性甲状腺功能减退、肾功能不全、异位催乳素分泌、胸壁疾病或乳腺慢性刺激等。

二、临床表现

（一）溢乳

催乳素促使催乳素细胞分泌亢进，在非妊娠期与非哺乳期可出现溢乳，或断奶数月仍有乳汁分泌。轻者须挤压乳房才有乳液溢出，重者自觉内衣有乳渍，分泌的乳汁可以似清水状、初乳样微黄，或为乳白色液体，其性状与正常乳汁相仿。

（二）月经紊乱或闭经

垂体催乳素细胞分泌亢进，随着旁分泌作用，常表现为垂体促性腺激素分泌功能减退，所以卵巢合成类固醇激素的功能也降低，出现低促性腺激素与低性腺功能的闭经。高催乳素血症患者可表现为月经稀发，随后闭经，常经检查才发现有乳汁溢出。有一些患者仅有闭经而无溢乳，血清催乳素升高，可能这种催乳素的分子结构不属于小催乳素型，故不具有促使乳汁分泌的功能。

（三）头痛、头胀

部分高催乳素血症患者是由垂体催乳素瘤引起的，当肿瘤直径＜10 mm 时称微腺瘤，一般无明显头痛、头胀症状，当肿瘤的直径＞10 mm（巨腺瘤）时，可表现为头痛与头胀。

（四）视野缺损

肿瘤压迫视神经，可出现视野缺损的症状。

（五）不孕

轻度高催乳素血症者仍可排卵，基础体温显示卵泡期延长，黄体期缩短，孕酮水平低下，导致出现黄体功能不全的表现，因此不容易怀孕，即使形成受精卵但受精卵也不容易着床，常出现生化流产。

（六）性功能改变

由于垂体黄体生成素（LH）与 FSH 分泌受抑制，出现低雌激素状态，表现为阴道壁变薄或萎缩，分泌物减少，性欲减退。

三、诊断

（一）病史

重点了解月经史，婚育史，闭经和溢乳出现的始因、诱因，全身疾病及引起高催乳素血症的相关药物治疗史。凡有月经紊乱及不孕、溢乳、头痛、眼花及视觉障碍、性功能改变者，应考虑高催乳素血症的可能。

（二）体格检查

注意有无肢端肥大、黏液性水肿等征象；检查乳房大小和形态、有无肿块和溢乳（双手轻轻挤压乳房），注意溢出物的性状和量；妇科检查了解性器官有无萎缩和器质性病变。

（三）辅助检查

1. 血清催乳素测定

血清催乳素测定是最主要的诊断方法，采血应在空腹及安静状态下，最好在上午 9 ～ 11 时。因受脉冲波动及应激影响，必要时应复查血清催乳素，以确定有无高催乳素血症。放射免疫分析法测定血清催乳素超过 1.36 nmol/mL 时才能诊断本病。垂体腺瘤时催乳素值较高。

2. 促甲状腺激素及三碘甲状腺原氨酸、甲状腺素的测定

测定促甲状腺激素（TSH）及三碘甲状腺原氨酸（T_3）、甲状腺素（T_4），以排除甲状腺功能减退。

3. CT 或 MRI 的蝶鞍摄影

血清催乳素 > 2.72 nmol/mL 或伴头痛、视力障碍、偏盲等疑有垂体病变时，建议患者做 CT 或 MRI 的蝶鞍摄影。

4. 眼科检查

眼科检查包括视力、视野、眼压、眼底检查，以确定有无颅内肿瘤压迫征象。

四、治疗

治疗前应全面、详细地分析各种情况，以确定患者是否需要治疗，并选择合适的治疗方法。高催乳素血症治疗的指征为：①出现不孕、排卵障碍及溢乳等典型症状。②垂体病变。③出现视野缺损或其他颅神经受损的体征。垂体微腺瘤无症状者可不急于治疗，垂体催乳素瘤治疗的目的是纠正高催乳素血症引起的症状，缩小瘤体，解除压迫，保护垂体功能。

（一）病因治疗

治疗甲状腺功能减退导致的高催乳素血症，可给予甲状腺素治疗；治疗由药物引起的高催乳素血症，可停用引起催乳素升高的药物；对垂体催乳素瘤患者可采用药物治疗，辅以手术或放射治疗（简称放疗）。

（二）药物治疗

1. 溴隐亭

溴隐亭是目前国内外治疗高催乳素血症的首选方案。溴隐亭是第一代半合成的多肽类麦角生物碱，可兴奋多巴胺 1 型、2 型受体，与多巴胺受体亲和力强，在细胞膜上模拟多巴胺作用，有效抑制催乳素的合成、分泌。一般服用溴隐亭 2.5 mg，抑制催乳素分泌的持续时间可达 12 h。70% ～ 80% 的高催乳素血症患者经治疗，血清催乳素可达正常水平，80% ～ 90% 的闭经患者可恢复月经并排卵，80% 的患者溢乳症状消失，妊娠率高达 80%。即使血清催乳素水平未达正常，卵巢功能也可能恢复。给药宜从小剂量开始，一般开始药量为 1.25 mg/d，逐渐增加至 2.5 mg，每日 2

次，到 7.5 mg/d，并定期测定血清催乳素水平，找到一个能维持血清催乳素正常水平的量，并持续服用。溴隐亭的不良反应主要是胃肠道反应，剂量较大时可有眩晕、直立性低血压、头痛、嗜睡与便秘等，一般在用药几天后自行消失。约 12% 的患者因不良反应而不能耐受有效治疗量，对这部分患者可经阴道给药。溴隐亭在阴道能 100% 被吸收，且可避免肝脏首过消除作用，半衰期可延长，故使用剂量小，每晚置入阴道 1 片（2.5 mg）即可，且对精子活动无影响。

2. 喹高利特

喹高利特是非麦角衍生物的多巴胺激动剂，作为二线药物用于对溴隐亭不良反应不耐受者。

（三）手术治疗

手术治疗主要针对垂体肿瘤生长迅速、药物控制不满意、出现压迫症状者。手术方式多采用经蝶窦途径。手术成功率取决于肿瘤的大小、手术者的经验和技巧。手术复发率高，为 20% 左右，故仍需辅以药物治疗。

（四）放疗

放疗用于不能坚持或耐受药物治疗者、不愿手术者及不能耐受手术者。放疗显效慢，可能引起垂体功能低下、视神经损伤等并发症，不主张单纯放疗。

第三节　异常子宫出血

正常月经是下丘脑–垂体–卵巢轴生理调节控制下的周期性子宫内膜剥脱性出血。正常月经的周期、持续时间、月经量呈现明显的规律性和自限性。当机体受到内部和外部各种因素（如精神过度紧张、情绪变化、环境气候改变、营养不良、贫血、代谢紊乱、甲状腺与肾上腺功能异常等）影响时，均可通过中枢神经系统引起下丘脑–垂体–卵巢轴调节功能异常，导致月经失调。

异常子宫出血是由下丘脑–垂体–卵巢轴功能失调，而非器质性病变引起的异常子宫出血。按发病机制可分为无排卵性异常子宫出血和排卵性异常子宫出血两大类，前者占 70% ~ 80%，多见于青春期和绝经过渡期女性；后者占 20% ~ 30%，多见于育龄期女性。

一、病因

1. 无排卵性异常子宫出血

无排卵性异常子宫出血好发于青春期和绝经过渡期，也可发生于育龄期。在青春期，下丘脑–垂体–卵巢轴激素间的反馈调节尚未成熟，大脑中枢对雌激素的正反馈作用存在缺陷，FSH 呈持续低水平，无促排卵性 LH 陡直高峰形成而不能排卵；在绝经过渡期，卵巢功能不断衰退，卵巢内剩余卵泡对垂体促性腺激素的反应性低下，雌激素分泌量锐减，以致促性腺素水平升高，FSH 常比 TH 更高，不形成排卵前期 LH 高峰而不排卵；生育期女性有时因应激等因素干扰，也可发生无排卵性异常子宫出血。因卵巢不排卵，导致子宫内膜受单一雌激素刺激且无孕酮对抗，从而发生雌激素突破性出血或雌激素水平下降而发生撤药性出血。

2. 排卵性异常子宫出血

排卵性异常子宫出血包括黄体功能不足、子宫内膜不规则脱落。黄体功能不足可由多种因素造成，如卵泡期 FSH 缺乏、LH 脉冲峰值不高、排卵峰后 LH 低脉冲缺陷、卵巢本身发育不良等。子宫内膜不规则脱落是由于下丘脑－垂体－卵巢轴调节功能紊乱，或溶黄体机制失常，引起黄体萎缩不全，内膜持续受孕激素影响，以致不能如期完整脱落。

二、病理

（一）无排卵性异常子宫出血

1. 子宫内膜增生症

（1）单纯性增生

子宫内膜单纯性增生腺体密集、腺腔囊性扩大。腺上皮为单层或假复层，细胞呈高柱状，无异型性。间质也有增生。发展为子宫内膜癌的概率约为 1%。

（2）复杂性增生

子宫内膜复杂性增生腺体增生明显，出现"背靠背"现象。腺上皮高度增生，致使间质减少，腺上皮细胞呈复层排列，但细胞无不典型性改变。发展为子宫内膜癌的概率约为 3%。

（3）不典型增生

子宫内膜不典型增生指腺体增生并有细胞不典型。表现为腺上皮细胞增生，层次增多，排列紊乱，核深染，见分裂象，核浆比例增加。此类改变不属于异常子宫出血范畴。

2. 增殖期子宫内膜

子宫内膜形态表现与正常月经周期中的增殖期内膜无区别，只是在月经周期后半期甚至月经期仍表现为增殖期形态。

3. 萎缩性子宫内膜

子宫内膜萎缩而菲薄，腺体少而小，腺管狭而直，腺上皮为单层立方形或矮柱状细胞，间质少而致密，胶原纤维相对增多。

（二）排卵性异常子宫出血

1. 黄体功能不足

子宫内膜形态一般表现为分泌期内膜，腺体分泌不良，间质水肿不明显或腺体与间质发育不同步，或在内膜各个部位显示分泌反应不均。内膜活组织检查显示分泌反应较实际周期日至少落后 2 d。

2. 子宫内膜不规则脱落

黄体萎缩不全时，月经周期第 5 ~ 6 d 仍能见到呈分泌反应的子宫内膜。常表现为混合型子宫内膜，即残留的分泌期内膜与出血坏死组织及新增生的内膜混合共存。

三、临床表现

（一）无排卵性异常子宫出血

月经周期紊乱，完全没有规律，出血间隔短者数天，长者可数月；月经期长短不一，有时甚至数月不断；月经量多少不一，多者血流如注，且伴有血块涌出，重症时表现为失血性贫血，甚至循环衰竭；少量出血者可呈淋漓状，甚至点滴状出血。从整个病史看，以经常不规则出血、血量多为主。因此，贫血是常见症状，病程长者可出现神疲力乏、面色苍白、心情紧张。

（二）排卵性异常子宫出血

1. 黄体功能不足

月经周期缩短，表现为月经频发（周期＜ 21 d）。有时月经周期虽在正常范围内，但卵泡期延长、黄体期缩短（＜ 11 d），以致患者不易受孕或在妊娠早期流产。

2. 子宫内膜不规则脱落

子宫内膜不规则脱落表现为月经周期正常，经期延长，可为 9 ~ 10 d，出血量可多可少。

四、诊断

（一）无排卵性异常子宫出血

1. 病史

详细了解异常子宫出血的类型、发病时间、病程经过，出血前有无停经史及以往治疗经过。

2. 体格检查

体格检查包括妇科检查和全身检查，以及时发现相关体征。妇科检查应排除阴道、子宫颈及子宫结构异常和器质性病变，确定出血来源。

3. 辅助检查

凝血功能检查：包括血小板计数，出、凝血时间，凝血酶原时间，活化部分凝血酶原时间等。

血红蛋白、血红细胞计数及血细胞比容：了解患者贫血情况。

尿妊娠试验或血人绒毛膜促性腺激素（HCG）检测：有性生活史者应行尿妊娠试验或血 HCG 检测，以排除妊娠及妊娠相关疾病。

盆腔超声检查：可了解子宫大小、形状，宫腔内有无赘生物，子宫内膜厚度等。

诊断性刮宫：简称诊刮。有助于鉴别诊断或排除子宫内膜病变。

宫腔镜检查：在宫腔镜直视下选择病变区进行活组织检查，较盲取内膜的诊断价值高，尤其可排除早期子宫内膜病变，如子宫内膜息肉、子宫黏膜下肌瘤、子宫内膜癌等。

基础体温测定（BBT）：基础体温呈单相型，提示为无排卵性异常子宫出血。

生殖内分泌测定：酌情检查 LH、卵泡刺激素、雌激素、孕激素、雄激素，可显示其卵泡期水平，但无直接证实诊断的价值。

宫颈黏液结晶检查：经前检查出现羊齿植物叶状结晶提示无排卵。目前已较少应用。

（二）排卵性异常子宫出血

1. 黄体功能不足

根据病史、妇科检查无引起异常子宫出血的生殖器器质性病变；基础体温双相型，但高温相小于 11 d；子宫内膜活组织检查显示分泌反应至少落后 2 d，可作出诊断。

2. 子宫内膜不规则脱落

子宫内膜不规则脱落临床表现为经期延长，基础体温呈双相型，但下降缓慢。在月经第 5～7 d 行诊断性刮宫，病理检查作为确诊依据。

五、鉴别诊断

诊断异常子宫出血，必须排除各种器质性病变。

1. 全身性疾病

必须排除由全身性疾病引起的出血，如血液病、肝肾功能衰竭、甲状腺功能亢进或减退等。可以通过查血常规、肝功能，以及根据甲状腺病变的临床表现和甲状腺激素的测定来作出鉴别诊断。

2. 生殖器感染

急性阴道炎，急、慢性子宫内膜炎，子宫肌炎等生殖器感染，妇科检查有宫体压痛等可作为鉴别点。

3. 生殖器肿瘤

如子宫内膜癌、子宫颈癌、滋养细胞肿瘤、子宫肌瘤、卵巢肿瘤等。一般可通过盆腔检查、B 超、诊刮及相关特殊检查等鉴别。

4. 其他

如性激素类药物使用不当、生殖道损伤等。

六、治疗

（一）无排卵性异常子宫出血

青春期以止血、调整月经周期为主；育龄期以止血、调整月经周期和促排卵为主；绝经过渡期则以止血、调整月经周期、减少经量、防止子宫内膜癌变为主。常用性激素药物止血和调整月经周期。出血期可辅以促进凝血和抗纤溶的药物，促进止血。必要时手术治疗。

1. 止血

1）性激素治疗

（1）雌激素

大剂量雌激素可迅速促使子宫内膜生长，短期内修复创面而止血。适用于出血时间长、量多、血红蛋白< 80 g/L 的青春期患者，对存在血液高凝状态或有血栓性疾病史的患者应禁用。主要药物为苯甲酸雌二醇、结合雌激素及戊酸雌二醇。①苯甲酸雌二醇。初始剂量 3 ～ 4 mg/d，分 2 ～ 3 次肌内注射，若出血量明显减少，则维持；若出血量未见减少，则加量，可从 6 ～ 8 mg/d 开始，每日最大量一般为 12 mg。出血停止 3 d 后开始减量，通常以每 3 d 递减 1/3 量为宜。②结合雌激素。25 mg，静脉注射，可 4 ～ 6 h 重复 1 次，一般用药 2 ～ 3 次；生效后应给予结合雌激素 3.75 ～ 7.50 mg/d，口服，并按每 3 d 递减 1/3 量为宜，也可在 24 ～ 48 h 开始用口服避孕药。③戊酸雌二醇。每次 2 mg，每 6 ～ 8 h 1 次，血止 3 d 后按每 3 d 递减 1/3 量为宜。此疗法患者血红蛋白增加为 90 g/L 以上后均须加用孕激素。

（2）孕激素

孕激素使增生的子宫内膜转变为分泌期子宫内膜，且有稳定溶酶体膜的作用进而止血。适用于体内有一定水平雌激素、血红蛋白> 80 g/L、生命体征稳定的患者。①炔诺酮。止血效果好，但用药期间对肝功能影响较大。用法为 5 mg，每 8 h 1 次，出血应在 3 d 内停止，随后减量，每 3 d 减少 1/3 药量，直至维持在 2.5 ～ 5.0 mg/d，到止血后 20 d 左右停药。同时可加用少量雌激素。如果出血量非常多，开始可用 5 ～ 10 mg，每 3 h 1 次，共 2 ～ 3 次，然后改为每 8 h 1 次。②甲羟孕酮。对内膜作用略逊于炔诺酮，但不良反应较轻，对肝功能影响小。用法为 6 ～ 10 mg，每 8 h 1 次，出血量较多可用 10 mg，每 3 h 1 次，用 2 ～ 3 次改用每 8 h 1 次。递减法同炔诺酮，维持量 4 ～ 6 mg/d。若出现突破性出血，可加服炔诺酮 0.005 mg，或己烯雌酚 0.125 mg，每日 1 次。

（3）孕激素占优势的口服避孕药

采用孕激素占优势的口服避孕药，如去氧孕烯 - 炔雌醇片、孕二烯酮 - 炔雌醇或复方醋酸环丙孕酮。用法为每次 1 ～ 2 片，每日 2 ～ 3 次，血止后每 3 d 逐渐减 1/3 量至每日 1 片，维持至血止后 21 d 停药。

（4）雄激素

雄激素有拮抗雌激素的作用，能增强子宫平滑肌及子宫血管张力，减轻盆腔充血而减少出血量。可给丙酸睾酮 25 ～ 50 mg/d，肌内注射，用 1 ～ 3 d，但大出血时雄激素不能立即改变内膜脱落过程，也不能使其立即修复，单独应用止血效果不佳。

2）刮宫术

刮宫可迅速止血，并具有诊断价值，适用于大量出血且药物治疗无效需立即止血或需要子宫内膜组织学检查的患者。

2. 调整周期

使用性激素人为地调整月经周期是治疗异常子宫出血的一项根本措施，其目的在于：①使患者本身的下丘脑－垂体－卵巢轴功能暂时抑制一段时期，停药后出现反跳，可能恢复正常的月经内分泌调节。②性激素直接作用于生殖器，使子宫内膜发生周期性变化，按期剥脱，并且出血量也不致太多。

常用方法有：①雌、孕激素序贯法。即人工周期，适用于青春期异常子宫出血患者。己烯雌酚 1 mg，每晚 1 次，于月经第 6 d 开始，连服 20 d，于用药的第 11 d 开始加用黄体酮 10 mg，肌内注射，每日 1 次，共 10 d，即两药同时用完，停药后 3 ~ 7 d 出现撤药性出血。连用 3 个周期。②雌、孕激素联合法。己烯雌酚 0.5 mg、甲羟孕酮 4 mg，每晚 1 次，于月经第 6 d 开始，连服 20 d，停药后出现撤药性出血，血量较少。连用 3 个周期。也可选用口服避孕药 I 号或 II 号。此法适用于更年期异常子宫出血或育龄期有避孕要求的异常子宫出血患者。③孕、雄激素合并法。常用于更年期异常子宫出血，以减少撤药性出血量。自预计下一次出血前 8 d 开始，每日肌内注射黄体酮 10 mg 和丙酸睾酮 10 ~ 25 mg，共 5 d。

3. 促排卵

（1）氯米芬

月经期第 5 d 起，每晚服 50 mg，连续 5 d。一般在停药 7 ~ 9 d 排卵。若排卵失败，可重复用药，氯米芬剂量可逐渐增为 100 ~ 150 mg/d。若内源性雌激素不足，可配伍少量雌激素，一般连用 3 个月。

（2）HCG

HCG 有类似 LH 作用而可诱发排卵，适用于体内 FSH 有一定水平、雌激素中等水平者。一般与其他促排卵药联用。

4. 手术治疗

对于药物治疗疗效不佳或不宜用药、无生育要求的患者，尤其是不易随访的、年龄较大的患者，应考虑子宫内膜切除术或子宫切除术等手术治疗。

（二）排卵性异常子宫出血

1. 黄体功能不足

①可口服氯米芬或采用人绝经期促性腺激素联合 HCG（HMG–HCG）疗法，促进卵泡发育和诱发排卵，促使正常黄体形成。②肌内注射 HCG，可促进黄体形成，并提高孕酮的分泌，延长黄体期。③选用天然黄体酮制剂，补充黄体分泌孕酮的不足。④对于合并高催乳素血症者，可口服溴隐亭，以降低催乳素水平，改善黄体功能。

2. 子宫内膜不规则脱落

口服甲羟孕酮、天然微粒化孕酮，或肌内注射黄体酮等孕激素，使黄体及时萎缩，内膜按时完整脱落，也可肌内注射 HCG，促进黄体功能。对于无生育要求者，可口服避孕药，调整周期。

第四节　病理性闭经

闭经是常见的妇科症状，表现为月经从未来潮或月经异常停止。根据既往有无月经来潮，分为原发性闭经和继发性闭经两类。原发性闭经指年龄超过 16 岁，女性第二性征已发育，但月经未来潮，或年龄超过 14 岁仍无女性第二性征发育者。继发性闭经指正常月经周期建立后，月经停止 6 个月，或按自身原来月经周期计算停经 3 个周期以上者。其中以继发性闭经多见，约占闭经总数的 95%。值得注意的是，闭经是许多疾病的临床表现，而非一个独立疾病。

一、病因及分类

正常月经周期的建立有赖于下丘脑 – 垂体 – 卵巢轴的神经内分泌调节、子宫内膜对性激素的周期性反应以及生殖道的通畅，其中任何一个环节发生障碍均可导致闭经。引起闭经的原因有先天性、创伤性、感染性、内分泌失调、肿瘤及全身因素六大类。一般认为原发性闭经多由遗传学原因或先天发育缺陷引起，根据第二性征的发育情况，分为第二性征存在和第二性征缺乏两类；继发性闭经多考虑是后天发生的疾病引起，根据控制正常月经周期的主要环节，可将继发性闭经的病因分为以下几类。

（一）下丘脑性闭经

下丘脑性闭经最常见，以功能性原因为主。

1. 精神应激

突然或长期的精神抑郁、紧张、忧虑、过度疲劳、情感变化、寒冷、环境改变、创伤等均可能引起神经内分泌障碍而导致闭经。

2. 体重下降

中枢神经对体重急剧下降极为敏感，1 年内体重下降 10% 左右，即使体重仍在正常范围也可出现闭经。

3. 运动性闭经

初潮发生和月经的维持有赖于一定比例（17% ~ 22%）的机体脂肪，肌肉 / 脂肪比例增加或总体脂肪减少可使月经异常，甚至闭经。

4. 药物性闭经

长期应用甾体类避孕药或某些精神类药物，如吩噻嗪衍生物（奋乃静、氯丙嗪）、利血平等，可引起继发性闭经。一般停药后 3 ~ 6 个月可恢复月经。

5. 颅咽管瘤

颅咽管瘤较为罕见。瘤体增大可压迫下丘脑和垂体柄引起闭经。

（二）垂体性闭经

腺垂体器质性病变或功能失调，可影响促性腺激素分泌而引起闭经。

1. 垂体梗死

垂体梗死常见的为希恩综合征。

2. 垂体肿瘤

垂体肿瘤有分泌催乳素的腺瘤、生长激素腺瘤、促甲状腺激素腺瘤等。

3. 空蝶鞍综合征

空蝶鞍综合征可引起闭经和高催乳素血症。

（三）卵巢性闭经

卵巢性闭经的原因在卵巢，因不能使子宫内膜发生周期性变化而导致闭经。

1. 卵巢功能早衰

女性 40 岁前因卵巢内卵泡耗竭或医源性损伤而发生的卵巢功能衰竭，称卵巢功能早衰。以低雌激素及高促性腺激素为特征，表现为继发性闭经，常伴有围绝经期症状。

2. 卵巢功能性肿瘤

卵巢功能性肿瘤有卵巢支持－间质细胞瘤、卵巢颗粒－卵泡膜细胞瘤等。

3. 多囊卵巢综合征

多囊卵巢综合征表现为闭经、不孕、多毛和肥胖。

（四）子宫性闭经

因子宫内膜受破坏，或对卵巢激素不能产生正常反应而出现的闭经。

1.Asherman 综合征

Asherman 综合征为子宫性闭经最常见的原因。多因过度刮宫损伤子宫内膜，导致宫腔粘连而闭经。宫颈上皮内瘤变行各种宫颈锥切术所致的子宫颈管粘连、狭窄也可致闭经。

2. 子宫切除或放疗

宫腔内放疗后、子宫内膜热球治疗术后破坏子宫内膜也可引起闭经。

（五）其他

甲状腺、肾上腺、胰腺等功能紊乱也可引起闭经。如肾上腺皮质功能亢进、肾上腺皮质功能减退、甲状腺功能减退等，均可通过下丘脑影响垂体功能而引起闭经。

二、诊断

（一）病史

详细询问月经史，包括初潮年龄、月经周期、经期、经量和闭经期限及伴随症状等。发病前有无导致闭经的诱因，如精神因素、环境改变、体重增减、剧烈运动、各种疾病及用药情况等。已婚妇女需询问其生育史及产后并发症史。原发性闭经应询问第二性征发育情况，了解生长发育史，有无先天性缺陷或其他疾病及家族史。

（二）体格检查

注意全身发育状况，有无畸形。测量体重、身高、四肢与躯干比例及五官生长特征。观察精神状态、智力发育、营养和健康情况。妇科检查应注意内、外生殖器的发育，有无先天性缺陷、畸形，腹股沟区有无肿块，女性第二性征如毛发分布、乳房发育是否正常，乳房有无乳汁分泌等。其中第二性征的检查有助于鉴别原发性闭经的病因，缺乏女性第二性征提示该患者从未受过雌激素的刺激。

（三）辅助检查

已婚妇女闭经须首先排除妊娠，通过病史及体格检查对闭经的病因及病变部位有初步了解，在此基础上再通过有选择的辅助检查明确诊断。

1. 功能试验

（1）药物撤退试验

药物撤退试验用于评估体内雌激素水平，以确定闭经程度。包括：①孕激素试验。口服孕激素，停药后出现撤药性出血（阳性反应），提示子宫内膜已受一定水平雌激素影响。停药后无撤药性出血（阴性反应），应进一步行雌孕激素序贯试验。②雌孕激素序贯试验。适用于孕激素试验阴性的闭经患者。服用足够量的雌孕激素，停药后发生撤药性出血为阳性，提示子宫内膜功能正常，可排除子宫性闭经，引起闭经的原因是患者体内雌激素水平低落，应进一步寻找原因。无撤药性出血者为阴性，应重复一次试验，若仍无出血，提示子宫内膜有缺陷或被破坏，可诊断为子宫性闭经。

（2）垂体兴奋试验

静脉推注促黄体素释放激素（LHRH）后，测定血中 LH 含量变化。如 LH 值为推注 LHRH 前的 2 ~ 4 倍，提示垂体功能良好。如不升高或升高很少，说明病变可能在垂体。

2. 血清激素测定

如 FSH、LH 均低于正常值，表示垂体功能低下。如 FSH、LH 高于正常水平，提示卵巢功能低下。

3. 影像学检查

影像学检查包括盆腔超声检查、子宫输卵管造影、CT、MRI、静脉肾盂造影。

4. 宫腔镜检查

宫腔镜检查能精确诊断宫腔粘连。

5. 腹腔镜检查

腹腔镜检查可在直视下观察卵巢形态、子宫大小。

三、治疗

（一）一般治疗

一般治疗包括调整饮食、加强营养、增强机体体质、改善全身健康状况等。

（二）病因治疗

生殖器畸形（如处女膜闭锁、阴道横隔或闭锁）、卵巢肿瘤等应进行手术治疗。宫腔粘连者，应于宫腔镜下分离粘连，放置宫腔内支撑。垂体肿瘤确诊后应进行手术或药物治疗。

（三）激素治疗

使用天然激素及其类似物或其拮抗剂，补充机体激素不足或拮抗其过多，以恢复自身平衡，达到治疗目的。

1. 性激素补充治疗

性激素补充治疗具体包括：①雌激素补充治疗。适用于无子宫者。妊马雌酮 0.625 mg/d，连用 21 d，停药 1 周后重复给药。②雌、孕激素序贯疗法。适用于有子宫者。上述雌激素连服 21 d，最后 10 d 同时给予醋酸甲羟孕酮 6 ~ 10 mg/d。③孕激素疗法。适用于体内有一定内源性雌激素水平的闭经患者。于月经周期后半期口服醋酸甲羟孕酮 6 ~ 10 mg/d，共 10 d。

2. 促排卵

促排卵适用于有生育要求的患者。①氯米芬，50 ~ 100 mg/d，于月经第 5 d 起服用，连用 5 d。适用于有一定内源性雌激素水平的无排卵者。②促性腺激素，如卵泡刺激素，适用于低促性腺激素闭经及氯米芬促排卵失败者。③促性腺激素释放激素，适用于下丘脑性闭经。

3. 溴隐亭

溴隐亭可治疗闭经 - 溢乳综合征。初始量 1.25 mg/d，分 2 次服，如无明显反应可逐渐加量，最大剂量为 10 mg/d。

第五节　痛经

经期及行经前后出现明显下腹部痉挛性疼痛、坠胀或腰酸痛等不适，称为痛经，症状严重者影响生活和工作。据报道，全球有 80% 的女性存在不同程度的痛经，其中约 75% 因痛经影响工作。痛经仅发生在有排卵的月经周期，分为原发性和继发性两种。原发性痛经无生殖器器质性病变，多为功能性痛经。继发性痛经是盆腔器质性疾病所引起的痛经，如子宫内膜异位症。本节仅讨论原发性痛经。

一、病因

原发性痛经的发生主要与月经时子宫内膜前列腺素（PG）含量增高有关。痛经患者子宫内膜和月经血中 $PGF_{2\alpha}$ 和 PGE_2 含量均较正常妇女明显升高，尤其是 $PGF_{2\alpha}$ 含量升高是造成痛经的主要原因。$PGF_{2\alpha}$ 含量高可引起子宫平滑肌过强收缩，血管挛缩，造成子宫缺血、缺氧状态而出现痛经。增多的前列腺素进入血液循环，还可引起心血管和消化道等症状。血管升压素、内源性缩宫素以及 β- 内啡肽等物质的增加也与原发性痛经有关。此外，原发性痛经还受精神、神经因素影响，疼痛的主观感受也与个体痛阈有关。

二、临床表现

原发性痛经在青春期多见，常在初潮后 1 ~ 2 年发病，下腹部疼痛是主要症状。疼痛多自月经来潮后开始，最早出现在经前 12 h，以行经第 1 d 疼痛最剧烈。疼痛常呈痉挛性，通常位于下腹部耻骨上，可放射至腰骶部和大腿内侧，持续 2 ~ 3 d 缓解。可伴有恶心、呕吐、腹泻、头晕、乏力等症状，严重时面色发白、出冷汗。妇科检查无异常发现。

三、诊断与鉴别诊断

根据月经期下腹坠痛，妇科检查无阳性体征，临床即可诊断。对于正在发作的痛经，应注意与妇科及外科常见的急腹症相鉴别。

（1）异位妊娠

异位妊娠多有停经和不规则阴道流血史。妇科检查可发现宫颈举痛、摇摆痛，后穹隆触痛，有时可扪及附件区包块。后穹隆穿刺有时可抽出不凝血。尿妊娠试验阳性。B 超检查示宫内无妊娠囊，后穹隆有积液。

（2）急性阑尾炎

急性阑尾炎疼痛多位于右下腹，以麦氏点为剧。

（3）卵巢囊肿蒂扭转

卵巢囊肿蒂扭转有卵巢囊肿病史。多为下腹一侧突发性疼痛。查体可发现宫颈举痛，可扪及附件区包块，于囊肿蒂部压痛明显。B 超检查可发现包块。

四、治疗

（一）一般治疗

月经期避免剧烈运动和过度劳累，避免精神紧张，体质虚弱者应增强营养。必要时可予以镇痛、解痉类药物进行对症处理。

（二）药物治疗

1. 前列腺素合成酶抑制剂

前列腺素合成酶抑制剂通过抑制前列腺素合成酶的活性，减少前列腺素的产生，防止过强子宫收缩和痉挛，降低子宫压力，从而达到治疗的目的，有效率为80%，适用于不要求避孕或口服避孕药效果不好的原发性痛经患者。月经来潮或痛经出现后连续服药 2 ~ 3 d。常用药物有布洛芬，200 ~ 400 mg，每日 3 次；或酮洛芬，50 mg，每日 3 次。该类药物的主要不良反应为胃肠道症状及过敏反应，故胃肠道溃疡者禁用。

2. 口服避孕药

口服避孕药适用于有避孕要求的痛经妇女。通过抑制排卵，抑制子宫内膜生长，降低前列腺素水平，缓解疼痛。

第三章　妊娠合并症与并发症

第一节　妊娠合并心脏病

妊娠合并心脏病是严重的妊娠合并症,在我国孕产妇死因中,妊娠合并心脏病居第 2 位。只有加强孕期保健,才能降低心脏病孕产妇的死亡率。

一、妊娠合并心脏病的种类

风湿性心脏病是以往妊娠合并心脏病中最常见的一种,但近年妊娠合并先天性心脏病已跃居首位,占 35% ~ 50%。此外,由于诊断水平的提高,妊娠期高血压疾病性心脏病、围产期心肌病、心肌炎、各种心律失常、贫血性心脏病等在妊娠合并心脏病中也占有一定比例。二尖瓣脱垂、慢性高血压心脏病、甲亢性心脏病等较少见。

二、妊娠、分娩期对心脏的影响

(一)妊娠期

孕妇循环血容量于第 6 周开始增加,至 32 ~ 34 周达高峰,较妊娠前增加 30% ~ 45%,可引起心排血量增加及心率加快,心肌耗氧量加大,加重心脏负担,易使心脏病孕妇发生心力衰竭。

(二)分娩期

分娩期为心脏负担最重的时期。在第一产程,每次宫缩有 250 ~ 500 mL 液体被挤入体循环,导致中心静脉压升高。第二产程时,由于产妇用力屏气,周围循环阻力及肺循环阻力均增加;同时腹压增高能使内脏血液涌向心脏。先天性心脏病孕妇可因肺循环阻力增加由之前的自左向右分流转变为自右向左分流,出现发绀。胎儿胎盘娩出后,子宫突然缩小,胎盘循环停止,回心血量增加,同时腹压骤减,大量血液向内脏倾流,造成血流动力学急剧变化,使心脏病孕妇易发生心力衰竭。

(三)产褥期

产后 3 d 内仍是心脏负担较重的时期。妊娠期组织间潴留的液体开始回到体循环,此时的血容量暂时性增加,仍要警惕心力衰竭的发生。

综上可见,妊娠 32 ~ 34 周、分娩期及产后 3 d 内均是心脏病孕产妇发生心力衰竭的危险时期,应给予密切监护。

三、妊娠合并心脏病对胎儿的影响

心脏病孕产妇心功能不良者，流产、早产、死胎、胎儿宫内发育迟缓、胎儿窘迫及新生儿窒息的发生率明显增加。某些治疗心脏病的药物对胎儿也存在潜在的毒性反应，如地高辛可以通过胎盘到达胎儿体内。一部分先天性心脏病与遗传因素有关，如室间隔缺损、肥厚型心肌病、马方综合征等均有较高的遗传性。

四、诊断

（一）妊娠合并心脏病的诊断

有心脏病及风湿热的病史；出现心功能异常的有关症状，如劳力性呼吸困难，经常性夜间端坐呼吸、咯血，经常性胸闷、胸痛等；有发绀、杵状指、持续性颈静脉怒张，心脏听诊有舒张期杂音或粗糙的全收缩期杂音；心电图示有严重的心律失常，如心房颤动、心房扑动、三度房室传导阻滞、ST 段及 T 波异常改变等；超声心动图检查显示心肌肥厚、瓣膜运动异常、心脏结构异常。

（二）妊娠早期心力衰竭的诊断

轻微活动后即出现胸闷、心悸、气短。休息时心率超过 110 次 / 分，呼吸超过 20 次 / 分。夜间常因胸闷而坐起呼吸，或到窗口呼吸新鲜空气。肺底部出现少量持续性湿啰音，咳嗽后不消失。

（三）心脏病患者妊娠耐受能力的判断

能否安全度过妊娠期、分娩期及产褥期，取决于心脏病的种类、病变程度、是否需手术矫治、心功能级别及具体医疗条件等因素。

1. 可以妊娠

心脏病变较轻，心功能 Ⅰ ~ Ⅱ 级，既往无心力衰竭史，亦无其他并发症者，妊娠后经密切监护、适当治疗多能耐受妊娠和分娩。

2. 不宜妊娠

心脏病变较重，心功能 Ⅲ 级或 Ⅲ 级以上，既往有心力衰竭、肺动脉高压、发绀型先天性心脏病、严重心律失常、风湿热、心脏病并发感染性心内膜炎者，孕期极易发生心力衰竭，不宜妊娠。若已妊娠，应在妊娠早期行治疗性人工流产。

五、处理

心脏病孕产妇的主要死亡原因是心力衰竭。有心脏病的育龄妇女，一定要做孕前咨询，确定能否妊娠。允许妊娠者一定要从妊娠早期开始，定期进行产前检查。

（一）终止妊娠的指征

凡不宜妊娠的心脏病孕妇,应在妊娠 12 周前行人工流产。妊娠 12 周以上者,可行钳刮术或中期引产。若已发生心力衰竭,必须在心力衰竭控制后再终止妊娠。妊娠 28 周以上者,不宜施行引产。对顽固性心力衰竭病例,严密监护下行剖宫产术,常能改善预后。

（二）妊娠期处理

1. 防治心力衰竭

避免过劳及情绪激动。充分休息，每日至少保证 10 h 的睡眠。

摄入高蛋白、高维生素、低盐、低脂肪饮食，孕期应适当控制体重，以免加重心脏负担。

积极预防和及早纠正各种影响心功能的因素，如贫血、B 族维生素缺乏、心律失常、妊娠期高血压等。预防各种感染，尤其是上呼吸道感染。

定期产前检查，能及早发现心力衰竭的早期征象。发绀型先天性心脏病孕妇应于预产期前 3 周住院待产。二尖瓣狭窄孕妇，即使未出现症状，亦应于预产期前 2 周住院待产。

多不主张预防性应用洋地黄。对有早期心力衰竭表现的孕妇，常选用作用和排泄较快的地高辛 0.25 mg，每日 2 次，口服，待 2 ~ 3 d 再根据临床效果改为每日 1 次，不要求达到饱和量，病情好转后停药。

2. 急性左心衰竭的紧急处理

协助患者取半卧位或坐位，高流量鼻导管吸氧。给予呋塞米 20 ~ 40 mg 静脉注射，可快速减少血容量。适当应用血管扩张剂，缓解症状。给予氨茶碱 0.25 g 稀释后缓慢静脉注射，可解除支气管痉挛，减轻呼吸困难，增强心肌收缩力。给予速效洋地黄制剂毛花甘 C 0.4 mg 稀释后缓慢静脉注射，以增强心肌收缩力和减慢心率。急性肺水肿时，可用吗啡 3 ~ 5 mg 静脉注射，可减轻烦躁不安和呼吸困难症状。给予地塞米松 10 ~ 20 mg 静脉注射，可降低外周血管阻力，减少回心血量和解除支气管痉挛。

妊娠晚期心力衰竭的治疗，原则是待心力衰竭控制后再行产科处理，应放宽剖宫产指征。

（三）分娩期处理

1. 分娩方式的选择

妊娠晚期应提前选择好适宜的分娩方式。心功能 Ⅰ ~ Ⅱ 级，胎儿不大，胎位正常，宫颈条件良好者，可考虑在严密监护下经阴道分娩。胎儿偏大，产道条件不佳，心功能在 Ⅲ 级及 Ⅲ 级以上，合并其他并发症者，均应择期剖宫产。

2. 处理

经阴道分娩者，安慰及鼓励产妇，消除其紧张情绪。第二产程要避免屏气导致腹压增加，应行会阴后 – 斜切开、胎头吸引术或产钳助产术，尽可能缩短第二产程。第三产程胎儿娩出后，产妇腹部放置沙袋，以防腹压骤降而诱发心力衰竭。肌内注射缩宫素 10 ~ 20 U，防止产后出血，禁用麦角新碱，以防静脉压增高。产程开始后即应给予抗生素预防感染。剖宫产可以选择连续硬膜外阻滞麻醉，麻醉剂中不应加肾上腺素，麻醉平面不宜过高。术中、术后应严格限制输液量。不宜再妊娠者，应同时行输卵管结扎术。

（四）产褥期处理

产后 3 d 内，尤其是 24 h 内仍是发生心力衰竭的危险时期，产妇需充分休息，密切监护。应用广谱抗生素预防感染，心功能在 Ⅲ 级以上者，不宜哺乳。

第二节　妊娠合并病毒性肝炎

病毒性肝炎分为甲型、乙型、丙型、丁型、戊型、庚型和输血传播型肝炎 7 种类型。妊娠合并病毒性肝炎是产科常见的传染病，发病率为 0.8% ~ 17.8%，为非孕妇的 6 ~ 9 倍，对母婴的影响均较大。

一、疾病的影响

妊娠的任何时期都有感染肝炎病毒的可能，其中以乙型肝炎病毒（HBV）感染最常见。在妊娠期，病毒性肝炎使病情复杂化，且妊娠合并重型肝炎是我国孕产妇死亡的主要原因之一。

1. 对母体的影响

对母体可造成流产、早产、妊娠期高血压综合征、产后出血等，其中妊娠期高血压综合征可引起小血管痉挛，使肝脏、肾脏血流减少，肝、肾功能受损，代谢产物排泄受阻，又会进一步加重肝损害，易致肝细胞大块坏死，易诱发成为重型肝炎。

2. 对围产儿的影响

可增加流产、早产、死胎和新生儿死亡的发生率。妊娠期患病毒性肝炎，病毒可通过胎盘屏障垂直传播感染胎儿。围生期感染的婴儿容易成为慢性携带状态，以后更容易发展为肝硬化或肝癌。

二、临床表现

出现不能用妊娠反应或其他原因解释的消化道症状，如食欲减退、厌油、乏力、上腹部不适、恶心、呕吐、肝区疼痛等，继而出现黄疸、发热、皮肤瘙痒，妊娠早、中期可触及肿大的肝脏，肝区有触痛或叩击痛等体征。妊娠晚期因子宫底升高，肝触诊较困难。严重病例，即急性重型肝炎，常以急性黄疸型肝炎起病，表现为进行性黄疸、高热、持续呕吐，病情一般在 10 d 内迅速恶化，出现嗜睡、烦躁不安、谵妄等精神神经症状，而后进入昏迷，可伴有抽搐。还可伴少尿、无尿及氮质血症等肝肾综合征表现，常有明显的出血倾向，病情发展迅猛，病程较短，常在 7 ~ 10 d 因肝功能衰竭而死亡。

三、诊断

应详细询问病史，结合临床表现、辅助检查进行综合判断。

（一）病史

有与病毒性肝炎患者密切接触史，半年内曾有输血、注射血制品史。

（二）辅助检查

1. 肝功能检查

肝功能检查包括血清丙氨酸氨基转移酶（ALT）、门冬氨酸转氨酶（AST）等。凝血酶原时间百分活度（PTA）正常值为 80% ~ 100%，< 40% 是诊断重型肝炎的重要指标之一。

2. 血清病原学检测

①甲型肝炎病毒（HAV）：急性期患者血清中抗 HAV-IgM 阳性有诊断意义。② HBV：人感染 HBV 后血液中可出现一系列有关的血清学标志物。③丙型肝炎病毒（HCV）：血清中检测出 HCV 抗体多为既往感染，不可作为抗病毒治疗的证据。④丁型肝炎病毒（HDV）：急性感染时 HDV-IgM 出现阳性。慢性感染者 HDV-IgM 呈持续阳性。⑤戊型肝炎病毒（HEV）：由于 HEV 抗原检测困难，而抗体出现较晚，需反复检测。

3. 影像学检查

主要是 B 超检查，必要时可行 MRI 检查，主要观察肝脾大小，有无肝硬化存在，有无腹腔积液，有无肝脏脂肪变性等。

（三）妊娠合并重型肝炎诊断标准

①出现乏力、食欲缺乏、恶心、呕吐等症状。② PTA < 40%。③血清总胆红素 > 171 μmol/L。

四、治疗

（一）妊娠早期治疗

轻症急性肝炎者经积极治疗好转后，可继续妊娠；慢性活动性肝炎者，适当治疗后终止妊娠。

（二）妊娠中、晚期治疗

尽量避免终止妊娠，避免手术、药物对肝脏的损害，加强胎儿监护，防止妊娠期高血压疾病，避免妊娠延期或过期。

（三）分娩期治疗

非重型肝炎可经阴道分娩，分娩前数日肌内注射维生素 K_1，每日 20 ~ 40 mg。备好新鲜血液，为防止滞产，宫口开全后可行胎头吸引术助产，以缩短第二产程。防止产道损伤及胎盘残留。

（四）产褥期治疗

应用对肝脏损害较小的广谱抗生素控制感染。

（五）重型肝炎的治疗

重型肝炎的治疗原则为：保护肝脏；预防及治疗肝性脑病；预防及治疗弥散性血管内凝血（DIC）；预防及治疗肾功能衰竭。

1. 保护肝脏

主要目的是防止肝细胞坏死、促进肝细胞再生、消退黄疸。可采用高血糖素 – 胰岛素 – 葡萄糖联合应用，以促进肝细胞再生。

2. 防治肝性脑病

主要目的为去除诱因，减少肠道氨等毒性产物，控制血氨。限制蛋白质摄入量，增加碳水化合物的摄入，保持大便通畅。遵医嘱服用新霉素或甲硝唑，静脉滴注醋谷胺等。

3. 防治 DIC

妊娠合并重型肝炎并发 DIC 的诊断标准：①血小板 $\leq 50 \times 10^9$ L。②凝血酶原时间较正常延长 1 倍以上。③纤维蛋白原 ≤ 1.25 g/L。④鱼精蛋白副凝（3P）试验或乙醇胶试验阳性。

并发 DIC 的处理：根据产科特点，在无产兆而发生 DIC 时，可用肝素，首次剂量为 25 mg，加入 5% 葡萄糖溶液 100 mL，静脉滴注（一般在 30 min 左右滴完），之后再用 25 mg，加入 5% 葡萄糖溶液 200 mL，静脉缓慢滴注。再根据检查结果决定肝素的应用剂量。

已临产或在产后 24 h 之内发生 DIC 者，应以输温鲜血、冰冻血浆等为主。不宜贸然使用肝素，因此时已有严重的凝血因子缺乏，加之产后子宫血窦开放，如肝素使用不当，可加重出血。

4. 防治肾功能衰竭

严格限制入液量，一般每日入液量为 500 mL 加前一日尿量。给予呋塞米 60 ~ 80 mg 静脉注射，必要时 2 ~ 4 h 重复一次，2 ~ 3 次无效后停用。给予多巴胺 20 ~ 80 mg，以扩张肾血管，改善肾血流。监测血钾浓度，防止高血钾。避免应用对肾脏有损害的药物。

第三节　妊娠合并糖尿病

妊娠合并糖尿病，是指在原有糖尿病的基础上合并妊娠（孕前糖尿病），或妊娠期才发展为糖尿病（妊娠期糖尿病）的情况。妊娠合并糖尿病属高危妊娠，对母儿均有较大危害。

一、病因

妊娠时，孕妇本身代谢增强，加之胎儿从母体摄取葡萄糖增加，使葡萄糖需要量较非孕时增加。妊娠早期，部分孕妇可能出现低血糖。随妊娠进展，拮抗胰岛素样物质增加，孕妇对胰岛素的敏感性下降，为维持正常的糖代谢水平，胰岛素需求量必须相应增加。胰岛素分泌受限的孕妇不能代偿这一生理变化时会出现血糖升高，出现妊娠期糖尿病或使原有的糖尿病加重。

二、临床表现

妊娠合并糖尿病孕妇妊娠期有"三多"症状（多饮、多食、多尿），本次妊娠并发羊水过多或巨大胎儿者，应警惕合并糖尿病的可能。

三、诊断

（一）孕前糖尿病的诊断

符合以下两项中任意一项者，可确诊为孕前糖尿病。

（1）妊娠前已确诊为糖尿病的患者。

（2）妊娠前未进行过血糖检查的孕妇，尤其存在糖尿病高危因素者，如肥胖、一级亲属患 2 型糖尿病、有妊娠期糖尿病史或大于胎龄儿分娩史、多囊卵巢综合征及妊娠早期空腹尿糖反复阳性者，首次产前检查时应明确是否存在孕前糖尿病，达到以下任何一项标准应诊断为孕前糖尿病：

①空腹血糖 $\geq$ 7.0 mmol/L。②75 g 口服葡萄糖耐量试验：服糖后 2 h 血糖 $\geq$ 11.1 mmol/L。孕早期不常规推荐进行该项检查。③伴有典型的高血糖或高血糖危象症状，同时任意血糖 $\geq$ 11.1 mmol/L 。④糖化血红蛋白 $\geq$ 6.5%，但不推荐妊娠期常规用糖化血红蛋白进行糖尿病筛查。

（二）妊娠期糖尿病的诊断

（1）妊娠 24 ~ 28 周及 28 周后首次就诊时行 75 g 口服葡萄糖耐量试验，空腹及服糖后 1 h、2 h 的血糖值分别低于 5.1 mmol/L、10.0 mmol/L、8.5mmol/L。任何一点血糖值达到或超过上述标准者即诊断为妊娠期糖尿病。

（2）孕妇具有妊娠期糖尿病高危因素或医疗资源缺乏地区，建议妊娠 24 ~ 28 周首先检查空腹血糖。空腹血糖 $\geq$ 5.1 mmol/L，可直接诊断为妊娠期糖尿病。

四、分期

根据患者发生糖尿病的年龄、病程、是否存在血管并发症、器官受累等情况进行分期（White 分类法），有助于估计病情的严重程度及预后。

A 级：妊娠期诊断的糖尿病。

A1 级：经饮食控制，空腹血糖 < 5.3 mmol/L，餐后 2 h 血糖 < 6.7 mmol/L。

A2 级：经饮食控制，空腹血糖 $\geq$ 5.3 mmol/L，餐后 2 h 血糖 $\geq$ 6.7 mmol/L。

B 级：显性糖尿病，20 岁以后发病，病程＜ 10 年。

C 级：发病年龄在 10 ～ 19 岁，或病程为 10 ～ 19 年。

D 级：10 岁以前发病，或病程≥ 20 年，或合并单纯性视网膜病。

F 级：糖尿病性肾病。

R 级：眼底有增生性视网膜病变或玻璃体积血。

H 级：冠状动脉粥样硬化性心脏病。

T 级：有肾移植史

五、糖尿病对妊娠的影响

妊娠合并糖尿病对孕妇和胎儿的影响与糖尿病病情程度、孕妇血糖升高出现的时间以及孕期血糖控制水平密切相关。

1. 糖尿病对孕妇的影响

①糖尿病孕妇的妊娠高血压综合征发生率比正常孕妇增加 2 ～ 4 倍。②羊水过多的发生率也较非糖尿病孕妇增高，其可能与胎儿高血糖、高渗性利尿致胎尿排出增多有关。③未能很好地控制血糖的孕妇易发生感染，感染亦可加重糖尿病代谢紊乱，甚至诱发酮症酸中毒等急性并发症。④产程延长、产道损伤、产后出血、手术产率增加。⑤孕产妇死亡率增加。⑥高血糖可使胚胎发育异常甚至死亡，孕妇流产发生率为 15% ～ 30%。

2. 糖尿病对胎儿、新生儿的影响

①先天性畸形。糖尿病孕妇，胎儿先天性畸形的发生率为 7.5% ～ 12.9%，较正常妊娠胎儿高 2 ～ 3 倍。以心血管畸形多见（如室间隔缺损）。②胎儿发育异常。巨大胎儿的发生率增加，可造成胎儿宫内生长迟缓。③死产、死胎率增加。死胎常发生于受孕 36 周后，重度宫内缺氧或先兆子痫、酮症酸中毒者常发生死胎。④新生儿患病率、死亡率增加。⑤低血钙症。⑥远期影响：儿童期肥胖、2 型糖尿病发生率增加，并且智力、精神行为的发育受影响。

六、妊娠对糖尿病的影响

由于妊娠期糖代谢的生理变化，使有遗传倾向的妇女容易发生糖耐量减退，从而出现糖尿病。

七、治疗

（一）孕期检查

妊娠早期，伴有高血压、冠状动脉硬化、肾功能减退或有增生性视网膜病变者，则应考虑终止妊娠。如允许继续妊娠，患者应在高危门诊检查与随访，妊娠早期应每周检查 1 次；妊娠中期每 2 周检查 1 次；妊娠 32 周后每周检查 1 次。每次均应做尿糖、尿酮体、尿蛋白，以及血压和体重测定。糖尿病孕妇一般应在妊娠 34 ～ 36

周住院，病情严重者，更应提前住院。

（二）饮食治疗

饮食治疗是糖尿病的一项基础治疗，不管是何种类型糖尿病，病情严重情况如何，有无并发症，是否在用胰岛素治疗，都应严格执行和长期坚持饮食治疗。

饮食治疗的原则包括：①控制总热量，建立合理的饮食结构。②均衡营养，合理控制碳水化合物、蛋白质和脂肪的比例。③少量多餐，强调睡前加餐。④高纤维饮食。⑤饮食清淡，且应低脂、少油、少盐，禁止摄入精制糖。⑥合理控制孕妇及胎儿的体重增长。

（三）运动干预

避免剧烈运动，以有氧运动最好，强度以孕妇能接受为原则。

（四）药物治疗

部分糖尿病孕妇仅靠饮食和运动难以达到控制目标，如果经过饮食调节和运动疗法后 1 周左右，孕妇血糖水平仍高出控制目标，为避免低血糖或酮症酸中毒的发生，首选胰岛素进行治疗。目前最普遍的一种方法是长效胰岛素和超短效或短效胰岛素联合使用，即三餐前注射超短效或短效胰岛素，睡前注射长效胰岛素。

（五）妊娠期糖尿病酮症酸中毒的处理

①血糖过高者（> 16.6 mmol/L），先给予胰岛素 0.2 ~ 0.4 U/kg 一次性静脉注射。② 0.9% 氯化钠注射液 + 胰岛素持续静脉滴注，按胰岛素 0.1 U/（kg·h）或 4 ~ 6 U/h 的速度输入。③从使用胰岛素开始每小时监测血糖 1 次，根据血糖下降情况进行调整，要求每小时血糖下降 3.9 ~ 5.6 mmol/L 或超过静脉滴注前血糖水平的 30%。达不到此标准者，可能存在胰岛素抵抗，应将胰岛素用量加倍。④当血糖降至 13.9 mmol/L 时，将 0.9% 氯化钠注射液改为 5% 葡萄糖溶液或葡萄糖盐水，每 2 ~ 4 g 葡萄糖溶液加入 1 U 胰岛素，直至血糖降至 11.1 mmol/L 以下、尿酮体阴性并可平稳过渡到餐前皮下注射治疗时停止。开始静脉胰岛素治疗且患者有尿后要及时补钾，避免出现严重低血钾。

（六）产科处理

1. 终止妊娠时机

①无须胰岛素治疗而血糖控制达标的妊娠期糖尿病孕妇，若无母儿并发症，在严密监测下可等待至预产期，到预产期仍未临产者，可引产终止妊娠。②孕前糖尿病及需胰岛素治疗的妊娠期糖尿病孕妇，若血糖控制良好且无母儿并发症，在严密监测下，妊娠 39 周后可终止妊娠。③血糖控制不满意或出现母儿并发症，糖尿病伴微血管病变或既往有不良产史者，应及时收入院观察，根据病情决定终止妊娠时机。

2. 分娩方式

糖尿病程度较轻，用药后获得控制，情况稳定，胎盘功能良好，胎儿不过大，则可妊娠至足月经阴道分娩。糖尿病病史在 10 年以上，病情比较严重，胎儿过大，有相对性头盆不称，胎盘功能不良，有死胎或死产史，引产失败者应考虑剖宫产。

（七）新生儿处理

①应尽量减少新生儿少暴露，注意保暖，以预防体温过低。②产时有缺氧、出生时 Apgar 评分低的婴儿，应送重症监护室。③隔 2 h 取毛细血管血测血细胞比容和血糖，使血糖维持在 2.2 mmol/L 以上。如果血细胞比容 > 0.70，可经外周静脉抽出 5% ~ 10% 血液，输入等量的血浆。④婴儿出现肌张力减低、四肢躁动、青紫、窒息或惊厥时，应测定血钙、血镁、血糖。严重者，每日分 3 次给予苯巴比妥 2.5 ~ 5.0 mg/kg。⑤出生后 1 h 喂葡萄糖水 10 ~ 30 mL，以后每 4 h 1 次，连续 24 h，必要时给予 10% 葡萄糖溶液每日 60 mL/kg，静脉滴注。⑥产后 24 h 开始哺乳。

第四节　妊娠合并甲状腺功能亢进

妊娠合并甲亢是仅次于妊娠合并糖尿病引起孕妇及胎儿病死率升高的主要原因之一，未经治疗的甲亢孕妇，其早产、流产、致畸及新生儿低体质量和新生儿病死率均显著增加。妊娠期甲亢并不罕见，发病率为 0.1% ~ 0.4%。

一、病因

妊娠期甲亢的病因与非妊娠期甲亢的病因基本相同，包括 Graves 病、毒性结节性甲状腺肿、自主性高功能性甲状腺腺瘤等，其中以 Graves 病最为常见，这是一种主要由自身免疫和精神刺激引起的疾病，特征为弥漫性甲状腺肿和突眼，有 Graves 病的育龄妇女是妊娠合并甲亢的主要患病人群，约占 85%。

二、疾病的影响

妊娠合并甲亢对孕产妇及胎儿可造成多方面的不良影响。未经治疗或没有良好控制的甲亢对妊娠结果的不良影响包括：①对孕妇的影响有死胎、早产、先兆子痫、充血性心力衰竭、甲亢危象、流产、胎盘早剥和感染。②对胎儿的影响有新生儿甲亢、宫内生长迟缓、早产儿、足月小婴儿。③不同妊娠期合并甲亢，其影响也不尽相同。妊娠早期合并甲亢，孕妇发生自然流产的危险性增加；妊娠中晚期合并甲亢，导致妊娠高血压、先兆子痫、早产的危险性显著增加。

妊娠对甲亢也有加重作用，可导致甲亢性心脏病、充血性心力衰竭，甚至甲亢危象的发生。

三、临床表现

妊娠期间甲亢妇女的临床表现与非妊娠妇女甲亢的临床表现相同，均表现为不同程度的甲状腺毒症，如怕热、多汗、心悸、体重增加迟缓、大便次数增加等。正常妊娠妇女也可出现类似甲状腺毒症的表现，有时与甲亢很难鉴别。妊娠期间，孕妇出现体重增加迟缓、不增加甚至下降，甲状腺肿大伴血管杂音、心率增快、近端肌无力等，尤其是存在眼球突出或胫前黏液性水肿，或既往有甲亢或自身免疫性甲状腺疾病史或有甲状腺疾病家族史者，应高度警惕甲亢的可能。

四、诊断

当孕妇出现甲亢相关的临床表现，且血清总甲状腺素（TT_4）和总三碘甲状腺原氨酸（TT_3）水平增加，血清游离甲状腺素（FT_4）和（或）血清游离三碘甲腺原氨酸（FT_3）水平高于正常范围时即可确诊。

五、治疗

（一）孕前管理

如果确诊为甲亢，应待病情稳定 1 ~ 3 年再怀孕为妥，用药（抗甲状腺药物或放射性碘）期间，不应怀孕，应采取避孕措施。

（二）孕期处理

甲亢孕妇应在高危门诊检查与随访，注意胎儿宫内生长速度，积极控制妊娠期高血压疾病。妊娠期可以耐受轻度甲亢，故病情轻者，一般不用抗甲状腺药物治疗，因抗甲状腺药物能透过胎盘影响胎儿甲状腺功能。病情重者，仍应继续用抗甲状腺药物治疗。

妊娠期需施行甲状腺部分切除者很少，因妊娠期甲亢手术难度较大，如需手术，最好在妊娠中期进行，术前 7 ~ 10 d 应给予碘剂。手术并发症与非孕期相同，可有喉返神经损伤及甲状旁腺功能减退（发生率为 1% ~ 2%）。妊娠早期手术治疗流产发生率约为 8%。

（三）产科处理

妊娠期：应加强监护，产科与内分泌科医生应共同监测与治疗。

分娩期：原则上选择阴道试产，注意预防产后出血及甲亢危象的发生。

产褥期：产后结合产妇病情的严重程度以及服用抗甲状腺药物的剂量来考虑是否哺乳。

（四）新生儿管理

注意检查新生儿有无甲状腺功能减退、甲状腺肿或甲亢，并做甲状腺功能检查。新生儿甲亢可在出生后立即出现，或 1 周后才出现。通过脐血测定 T_4 和 TSH 浓度可评估新生儿甲状腺功能。

新生儿甲亢的治疗，包括甲巯咪唑每日 0.5 ~ 1.0 mg/kg，或丙硫氧嘧啶每日 5 ~ 10 mg/kg，分次服用，并加用复方碘溶液，每次 1 滴，每日 3 次；有心力衰竭者应用洋地黄，易激动者应用镇静剂。妊娠期母亲服用过抗甲状腺药物者，新生儿有可能出现暂时性甲状腺功能减退，应加以注意。

第五节　妊娠合并性传播疾病

一、妊娠合并淋病

（一）疾病特点

孕妇感染淋菌并不少见。20%～80% 的淋病患者无明显症状，多数合并淋病的孕妇也无症状。妊娠合并淋病最常见的发病部位是子宫颈，其他尚有尿道、尿道旁腺及前庭大腺，但 7%～10% 合并淋病的孕妇只有直肠携带淋菌。

妊娠期播散性淋病远较非妊娠期多见。淋菌进入血液循环后，首先表现为发热、寒战、倦怠等，约半数患者在指端远侧起脓疱。此外，有游走性关节痛，随之发展成关节炎或滑膜炎，上肢关节受损较下肢多见，其中以腕与肘关节最常见。可同时并发急性淋菌性心内膜炎。此外，妊娠合并非下生殖道淋病较非妊娠期多见，如淋菌性咽炎与直肠炎，可能和妊娠期性行为方式改变有关。

（二）诊断

可根据病史、临床表现和辅助检查作出诊断。

1. 病史

有不洁性交史，或多个性伴侣。

2. 临床表现

阴道脓性分泌物增多，外阴瘙痒或灼热，偶有下腹痛，妇科检查见子宫颈水肿、充血等子宫颈炎表现。也可有尿道炎、前庭大腺炎、输卵管炎和子宫内膜炎等表现。

3 辅助检查

分泌物涂片：取尿道口、子宫颈管等处分泌物涂片行革兰氏染色，在中性粒细胞内见到多个革兰氏阴性双球菌，可作出初步诊断。

分泌物培养：是目前筛查淋病的"金标准"，可见圆形、凸起的潮湿、光滑、半透明菌落，边缘呈花瓣状。

（三）治疗

治疗原则为尽早彻底治疗。遵循及时、足量、规范化的用药原则。淋病孕妇主要选用抗生素治疗。通常首选头孢曲松钠 250 mg，每日 1 次，肌内注射，并加用阿奇霉素 1 g 顿服，7～10d 为 1 个疗程。对 β- 内酰胺类抗生素过敏者，改用大观霉素 2 g，每日 1 次，肌内注射，并加用红霉素，剂量、用法同上，7～10 d 为 1 个疗程。孕期禁用喹诺酮类药物。性伴侣应同时进行治疗。疗程治疗结束后，连续进行 3 次子宫颈分泌物涂片及淋菌培养均为阴性则属治愈。若治疗 1 个疗程后淋菌仍为阳性，则应按耐药菌株感染对待，及时更换药物。

二、妊娠合并梅毒

梅毒是由苍白密螺旋体感染引起的慢性全身性传染病。根据其病程，将其分为早期梅毒与晚期梅毒。早期梅毒指病程在两年以内，包括：①一期梅毒（硬下疳）。②二期梅毒（全身皮疹）。③早期潜伏梅毒（感染 1 年内）。晚期梅毒指病程在两年以上，包括：①皮肤、黏膜、骨、眼等梅毒。②心血管梅毒。③神经梅毒。④内脏梅毒。⑤晚期潜伏梅毒。根据其传播途径分为先天梅毒与后天梅毒。

（一）疾病的影响

一、二期梅毒的传染性最强，梅毒病原体经胎盘传给胎儿可引起流产、早产、死胎、死产等。未经治疗的一、二期梅毒孕妇，病原体几乎 100% 传给胎儿，早期潜伏梅毒孕妇感染胎儿的可能性在 80% 以上，且其中有 20% 可致早产。未治疗的晚期梅毒孕妇感染胎儿的可能性约为 30%，其中晚期潜伏梅毒孕妇，虽性接触已无传染性，但感染胎儿的可能性仍有 10%。

通常先天梅毒儿占死胎的 30% 左右，即使胎儿幸存，娩出先天梅毒儿（也称胎传梅毒儿）的病情也较重。早期表现为皮肤大疱、皮疹、鼻炎或鼻塞、肝脾肿大、淋巴结肿大等；晚期表现为楔齿状、鞍鼻、间质性角膜炎、骨膜炎、神经性耳聋等，其病死率和致残率均明显增高。

（二）诊断

可根据病史、临床表现和辅助检查作出诊断。

1. 病史

有性伴侣冶游史或本人性滥交史。

2. 临床表现

早期主要表现为硬下疳、硬化性淋巴结炎、全身皮肤黏膜损害，晚期表现为永久性皮肤黏膜损害，并可侵犯心血管、神经系统等多种组织器官而危及生命。

3. 辅助检查

病原体检查：在病损处取少许分泌物涂片，置暗视野显微镜下观察，依据苍白密螺旋体强折光性和运动方式进行判断，可以确诊。

梅毒血清学检查：包括非梅毒螺旋体试验和梅毒螺旋体试验。

（三）治疗

治疗梅毒的原则是早期明确诊断，及时治疗，用药足量，疗程规则。治疗期间应避免性生活，同时性伴侣也应接受检查及治疗。

1. 驱梅治疗

妊娠期一旦确诊梅毒，应及时进行驱梅治疗。经临床观察，青霉素是治疗各期梅毒的主要药物，而且对母儿无害。对早期梅毒，可用苄星青霉素 240 万 U 单次肌内注射，或用普鲁卡因青霉素 120 万 U，每日 1 次，肌内注射，连用 10 d。晚期梅毒应加大剂量和延长疗程。对青霉素过敏者改用红霉素 0.5 g，口服，每日 4 次，早期梅毒者连用 2 ~ 3 周，晚期梅毒者连用 30 d。

2. 产科处理

（1）早期诊断，早期治疗。首次产检应常规做快速血浆反应素（RPR）试验，阳性者立即给予驱梅治疗。

（2）驱梅治疗期间，应严密观察药物对母体有无反应，了解胎儿发育情况，定期做产前检查。

（3）正确处理产程。胎儿娩出后取脐血做 RPR 试验，亦可从胎儿近端脐带的静脉血管内壁刮片，用暗视野镜查螺旋体，协助先天梅毒的诊断。

（4）仔细检查胎盘，并送病理检查。梅毒胎盘的特征是胎盘体积明显增大，重量为胎儿体重的 1/4 ~ 1/2，呈灰白色。病理检查示绒毛分枝减少、肿胀、血管减少或消失、间质有纤维性变。

（5）新生儿先天梅毒的处理：①青霉素水剂 5 万 U/kg，静脉滴注，每日 2 次，最少 10 d。②普鲁卡因青霉素 5 万 U/（kg·d），肌内注射，每日 1 次，最少 10 d。③对无症状的新生儿，其母亲在妊娠时已接受足量青霉素治疗，又能保证按期随访者，可不必治疗。如不能保证随访，则可给予新生儿苄星青霉素 5 万 U/kg 肌内注射 1 次。

3. 随访

所有早期梅毒和先天梅毒，在治疗后 3 个月、6 个月和 12 个月应进行复诊及血清学检查。

三、妊娠合并艾滋病

艾滋病是由人类免疫缺陷病毒（HIV）感染引起的一种传染病。

（一）传播途径

孕妇感染 HIV 可通过胎盘血液循环造成胎儿宫内感染，分娩过程中接触产道分泌物、血液，以及产后母乳喂养亦可感染新生儿。

（二）诊断

可根据临床表现和辅助检查作出诊断。

1. 临床表现

急性 HIV 感染期常见症状包括发热、盗汗、疲劳、皮疹、头痛、淋巴结病、咽炎、肌痛、关节痛、恶心、呕吐和腹泻等。无症状期以上症状消退。艾滋病期表现为发热、体重下降、全身浅表淋巴结肿大，常合并各种机会性感染和肿瘤，约半数患者出现中枢神经系统症状。

2. 辅助检查

HIV 感染的确诊必须依靠实验室检查。抗 HIV 抗体阳性，CD4$^+$T 淋巴细胞总数 $< 200/mm^3$，或 $200 \sim 500/mm^3$；CD4/CD8 比值 < 1；血清 $p24$ 抗原阳性；外周血白细胞计数及血红蛋白含量下降；β_2 微球蛋白水平增高，合并机会性感染病原学或肿瘤病理依据均可协助诊断。

（三）治疗

目前尚无治愈方法，主要采用抗病毒药物治疗及一般支持对症治疗。

1. 抗逆转录病毒治疗

正在进行抗逆转录病毒治疗（ART）的 HIV 感染妇女妊娠，若病毒抑制效果可、患者能耐受，继续当前治疗；若检测到病毒，可行 HIV 抗逆转录病毒药物耐药测试，若在妊娠早期，继续药物治疗；一旦治疗中断，则停用所有药物，待妊娠中期重新开始治疗。

从未接受过 ART 的 HIV 感染者，应尽早开始高效联合抗逆转录病毒治疗（HAART），俗称鸡尾酒疗法。如果 CD4$^+$T 淋巴细胞计数高、HIV RNA 水平低，可考虑推迟至妊娠中期开始。

既往使用过抗逆转录病毒药物但现在已停药者，可行耐药测试，并在之前治疗情况和耐药测试的基础上重新开始 HAART。

分娩期处理：分娩开始时，可用齐多夫定，初次剂量 2 mg/kg（> 1 h），然后再按每小时 1 mg/kg 持续静脉滴注，直至分娩结束。

2. 其他免疫调节药治疗

可应用免疫调节药物 α 干扰素、白介素 –2（IL–2）等。

3. 支持对症治疗

加强全身营养支持，治疗机会性感染及肿瘤。

4. 产科处理

①尽可能缩短破膜距分娩的时间。②尽量避免有创操作，以减少胎儿暴露于 HIV 的危险。③建议在妊娠 38 周时选择性剖宫产，以降低 HIV 母婴传播。④不推荐 HIV 感染者母乳喂养。⑤对于产后出血，建议用缩宫素和前列腺素类药物，不主张用麦角生物碱类药物，因其可与反转录酶抑制剂和蛋白酶抑制剂协同促进血管收缩。

四、妊娠合并生殖道衣原体感染

女性生殖道衣原体感染主要为沙眼衣原体感染，是常见的性传播疾病。可引起子宫颈黏膜炎、子宫内膜炎、输卵管炎，最后导致不孕、输卵管妊娠。D ~ K 型沙眼衣原体除引起生殖道感染外，还可引起尿道炎、直肠炎、肝周围炎、眼包涵体结膜炎及新生儿肺炎等。

（一）临床表现

多数是男性首先感染衣原体，表现为非淋菌性尿道炎，再通过性交传给女性。潜伏期为 7 ~ 12 d，表现为子宫颈管炎、阴道炎、子宫内膜炎、输卵管炎、盆腔炎以及尿道炎等。生殖道衣原体感染的孕妇并不少见，发生率为 16.92%。孕妇生殖道衣原体感染有新近活动性感染和原有衣原体潜伏感染因妊娠而诱发活化两种形式。若发生在妊娠早期，容易发生流产。

（二）治疗

一旦在孕妇子宫颈检出衣原体，应及时用药。给予阿奇霉素 1 g 顿服，或阿莫西林 0.5 g，口服，每日 3 次，连用 7 d。对有衣原体感染风险的新生儿，应至少住院 1 周，证明有无衣原体感染。若诊断为衣原体结膜炎，可用 1% 硝酸银液滴眼，效果虽佳，但不能预防衣原体肺炎的发生。口服红霉素 50 mg/kg，分 4 次口服，连用 14 d，能够预防衣原体肺炎的发生。

五、妊娠合并泌尿生殖道支原体感染

妊娠期泌尿生殖道支原体感染中，人型支原体（MH）感染多引起阴道炎、子宫颈炎和输卵管炎，而解脲支原体（UU）则引起非淋菌性尿道炎。支原体多与宿主共存，近来发现肺炎支原体（MP）、生殖支原体（MG）等亦可引起母儿感染。

（一）临床表现

支原体感染多无症状，或症状轻微、症状不特异。

子宫颈炎：多无症状，如有症状，表现为阴道分泌物增多，呈黏液脓性，性交后出血。

子宫内膜炎：表现为下腹痛、阴道分泌物增多、阴道不规则流血等。

输卵管炎：表现为长期轻微下腹痛、低热，若经久不愈，可表现为盆腔广泛粘连。

（二）诊断

支原体培养：多取阴道分泌物和尿液联合培养，可获较高阳性率。

血清学检查：无症状妇女血清中人型支原体及解脲支原体血清特异性抗体水平低，再次感染后血清抗体可显著升高。新生儿特异性 IgM 升高对支原体感染有一定的预测作用，但均未能成为常规检测方法。

聚合酶链反应（PCR）检测：较培养法更敏感、特异、快速，对临床诊断有参考价值。

（三）治疗

妊娠期间子宫颈管内感染后，如不及时治疗，有 30% ~ 40% 的患者支原体将延伸至子宫内膜，引起宫内感染。目前治疗女性泌尿生殖道支原体感染主要应用抗生素，包括大环内酯类、喹诺酮类、四环素类、β-内酰胺类等。首选红霉素 500 mg，每日 2 次，口服，连服 14 d。

第六节　妊娠合并巨细胞病毒感染

一、诊断

临床表现无特异性，孕妇在妊娠期间的巨细胞病毒感染，多为隐性感染，无明显症状和体征。若为原发性巨细胞病毒感染，引起胎儿先天异常的发病率高且病情严重。

确诊有赖于病原学和血清学诊断。常用方法有：① ELISA 法检测孕妇血清巨细胞病毒 IgG、IgM。②孕妇子宫颈脱落细胞或尿液涂片行吉姆萨染色。③ DNA 分子杂交技术检测巨细胞病毒 DNA。④ PCR 技术扩增巨细胞病毒 DNA，短时间内可获满意结果。

二、治疗

于妊娠早期确诊孕妇感染巨细胞病毒，应立即行人工流产终止妊娠，或等待至妊娠 20 周时抽取羊水或脐静脉血检查特异性 IgM，若为阳性，应中断妊娠进行引产，以免生出先天缺陷儿。

于妊娠晚期感染巨细胞病毒或从子宫颈管分离出病毒，无须特殊处理，由于新生儿尿液中可能有巨细胞病毒，故应使用一次性尿布，或将用过的尿布做消毒处理。

乳汁中检测出巨细胞病毒的产妇，应停止哺乳，改用人工喂养为宜。

抗病毒药物对巨细胞病毒感染并无实际应用价值，阿糖胞苷和阿糖腺苷 8～10 mg/（kg·d）静脉滴注可能有效。大剂量干扰素能抑制病毒血症，使病情好转。

第七节　妊娠期高血压疾病

妊娠期高血压疾病是妊娠期特有的疾病，是一组妊娠与血压升高并存的全身性疾病，多发生于妊娠 20 周以后至产后 72 h 内。主要表现为高血压、蛋白尿，严重者出现头痛、头昏、眼花，甚至抽搐、昏迷、全身器官衰竭，是导致孕产妇和围生儿死亡的主要原因之一。其发生率为 5%～12%。

一、病因

本病病因尚未明了，很多学者认为该疾病的发生是多种因素作用的结果，但没有任何一种单一因素能够完善解释该病的发病机制。流行病学调查发现有以下因素与该病的发生密切相关：①孕产妇年龄 ≤ 18 岁或 ≥ 35 岁。②家族中有高血压史，尤其是孕妇母亲有重度妊娠期高血压史。③子宫张力过高（如多胎妊娠、羊水过多、巨大儿等）。④孕妇有慢性高血压、慢性肾炎、糖尿病病史。⑤严重营养不良。⑥精神过度紧张。⑦寒冷季节或气温变化过大。⑧初次产检时体重指数（BMI）≥ 28 kg/m²。⑨初产妇。

二、发病机制

全身小动脉痉挛是本病的基本病理变化。全身小动脉痉挛，致外周血管阻力增加，内皮细胞损伤，通透性增加，体液和蛋白质渗漏，表现为血压上升、蛋白尿、水肿和血液浓缩。全身各组织因缺血、缺氧，导致脑、心血管、肝、肾、胎盘、内分泌及代谢等发生病理改变而出现一系列临床表现和并发症。

（一）脑

脑部小动脉痉挛，致通透性增加，脑组织缺血、缺氧，出现水肿、点状或斑片状出血，长时间痉挛可导致血管内血栓形成和脑实质软化。因此，可表现出头痛、头晕、抽搐、昏迷，甚至死亡。

（二）心血管

血管痉挛，致外周血管阻力增加，心脏射血阻力增加，心脏负担加重。另外，冠状动脉痉挛，通透性增加，引起心肌缺血、间质水肿、心肌点状出血或坏死，导致心力衰竭而出现胸闷、心慌、气短、肺水肿等表现。

（三）肾

肾小动脉痉挛，致肾小球缺血、缺氧，肾小球内皮细胞肿胀，管腔狭窄，使肾血流量减少，肾小球滤过率下降，出现少尿、水肿、蛋白尿及管型尿等，严重者可出现肾衰竭。肾缺血、肾素分泌增加，使血压进一步升高或持续升高。

（四）肝

肝内小动脉痉挛，致组织缺血、坏死。肝内小动脉痉挛后扩张，使静脉压骤升，血管破裂，出现门静脉周围组织出血，严重者肝被膜下广泛出血，出现右上腹疼痛，肝被膜破裂时可危及母儿生命。

（五）眼

眼底小动脉痉挛，使局部缺血、水肿，导致眼花、视物模糊、异物感，眼底出血则引起视网膜剥离，突然失明。

（六）血液

全身小动脉痉挛，使血管壁通透性增加，血液浓缩，血浆黏度增加，易导致循环衰竭、DIC。

（七）胎盘

子宫血管痉挛使子宫胎盘血流量减少，导致胎儿生长受限。严重时螺旋小动脉栓塞，蜕膜坏死出血，形成胎盘后血肿，若胎盘床血管破裂，可导致胎盘早剥。胎盘缺血，可致胎盘组织梗死，释放组织凝血活酶导致 DIC。

三、分类与临床表现

（一）妊娠期高血压

妊娠期 20 周后首次出现收缩压 ≥ 140 mmHg[①] 和（或）舒张压 ≥ 90 mmHg，并于产后 12 周内恢复正常；尿蛋白（－）；少数患者可伴有上腹部不适或血小板减少。产后方可确诊。

（二）子痫前期

1. 轻度

妊娠 20 周后出现收缩压 ≥ 140 mmHg 和（或）舒张压 ≥ 90 mmHg，伴尿蛋白 ≥ 0.3 g/24 h 或尿蛋白/肌酐比值 ≥ 0.3，或随机尿蛋白 ≥（＋），可伴有上腹部不适、头痛等症状。

2. 重度

血压和尿蛋白持续升高，发生母体脏器功能不全或胎儿并发症。①血压持续升高，收缩压 ≥ 160 mmHg 和（或）舒张压 ≥ 110 mmHg。②尿蛋白 ≥ 2.0 g/24 h 或随机蛋白尿 ≥（＋＋＋）。③持续性头痛或视觉障碍或其他脑神经症状。④肝功能异常，血清 ALT 或 AST 升高。⑤严重持续性上腹部疼痛，不能用其他疾病解释。⑥肾功能异常，血肌酐 > 106 μmol/L。⑦血液系统异常，血小板 < 100×10^9/L。⑧肺水肿。

（三）子痫

在子痫前期基础上，孕妇发生不能用其他原因解释的抽搐，或伴昏迷。

子痫发生前可有不断加重的重度子痫前期，但也有发生血压升高不明显、无蛋白尿的病例。子痫多发生在妊娠晚期或临产前，称产前子痫；少数发生在分娩过程中，称产时子痫；偶有在产后 48 h 发生者，称产后子痫。子痫发作时表现为眼球固定、瞳孔散大、面部充血、口吐白沫、牙关紧闭，继而口角及面部肌肉颤动，昏迷，进而全身肌肉强直痉挛性收缩。抽搐时呼吸暂停，面色青紫。持续 1 min 左右抽搐强度减弱，呼吸恢复，但仍昏迷，最后意识恢复，但困惑，易激惹、烦躁。在抽搐过程中可能发生唇舌咬伤、摔伤甚至骨折；昏迷中呕吐物误吸可造成窒息或吸入性肺炎。抽搐发作次数和时间的长短与病情的严重程度及预后相关，抽搐越频繁、时间越长，病情越严重、预后越差。

---

① 1 mmHg ≈ 0.133 kPa。

（四）慢性高血压并发子痫前期

慢性高血压孕妇妊娠 20 周以前无蛋白尿，妊娠 20 周后出现蛋白尿 ≥ 0.3 g/24 h；或妊娠前有蛋白尿，但妊娠 20 周后蛋白尿明显增加、血压进一步升高或血小板 < 100×10^9/L。

（五）妊娠合并慢性高血压

妊娠 20 周以前收缩压 ≥ 140 mmHg 和（或）舒张压 ≥ 90 mmHg，妊娠期无明显加重；或妊娠 20 周后首次诊断高血压并持续到产后 12 周后。

四、诊断

根据病史、症状、体征及辅助检查即可作出诊断，应注意有无并发症及凝血功能障碍。

（一）病史

有本病的高危因素存在。

（二）症状

有自觉症状，如头痛、头晕、眼花、视物模糊、上腹部不适、心慌、气短等。

（三）体征

高血压：同一手臂至少测量两次，收缩压 ≥ 140 mmHg 和（或）舒张压 ≥ 90 mmHg，定义为高血压。对首次测量血压升高者，应间隔 4 h 或以上复测血压。为确保测量的准确性，应选择型号合适的袖带（袖带长度为上臂围的 1.5 倍）。

蛋白尿：尿蛋白 ≥ 0.3 g/24 h 或随机尿蛋白 ≥ 3.0 g/L 或尿蛋白定性 ≥（＋），定义为蛋白尿。注意高危孕妇每次产检均应选中段尿检测尿蛋白，避免阴道分泌物或羊水污染尿液。

（四）辅助检查

眼底检查：眼底小动脉痉挛的程度可反映全身小动脉痉挛程度，妊娠期高血压疾病通常应做眼底检查了解病变的严重程度。正常的眼底动静脉管径比例为 2：3，妊娠期高血压疾病时动静脉管径比例变为 1：2，甚至 1：4，严重者出现视网膜水肿、渗出、出血，甚至视网膜剥离，患者可出现视物模糊或失明。

尿液检查：包括尿蛋白定量、定性检查及尿比重检查。镜检出现管型可判断肾功能受损情况。

血液检查：血红蛋白含量、血细胞比容、全血黏度的测定，可帮助了解有无血液浓缩；血电解质、二氧化碳结合力的测定，可帮助及时了解有无电解质紊乱及酸中毒；血浆凝血酶原时间、凝血酶时间、活化部分凝血活酶时间、血浆纤维蛋白原等的测定可了解凝血功能；肝肾功能的测定，如 ALT、血尿素氮、肌酐及尿酸等，可了解肝肾功能受损程度。

其他检查：B 超检查、头颅 CT 或 MRI、心电图、超声心动图、胎盘功能和胎儿成熟度检查等。

五、鉴别诊断

子痫前期应与妊娠合并慢性肾炎相鉴别，子痫应与癫痫、脑炎、脑膜炎、脑肿瘤、脑血管畸形破裂出血、糖尿病高渗性昏迷、低血糖昏迷相鉴别。

六、治疗

妊娠期高血压疾病治疗的目的是控制病情，预防重度子痫前期和子痫的发生，降低母儿围生期发病率和死亡率，改善母儿预后。治疗基本原则是休息、镇静、解痉，有指征地降压、利尿，密切监测母儿情况，适时终止妊娠。应根据病情轻重、分类，进行个体化治疗。

（一）妊娠期高血压治疗

患者可在门诊治疗或住院治疗。应酌情增加产前检查次数，注意休息。密切注意病情变化，必要时降压，防止病情进一步发展。

一般处理：保证充足的睡眠，左侧卧位；间断吸氧；加强营养，保证充足的蛋白质、维生素、铁、钙的摄入，一般不必限制盐和液体，全身水肿者应适当限制盐的摄入。

密切监护母儿状况：监测孕妇体重、血压、尿蛋白及胎儿发育状况和胎盘功能，询问孕妇是否出现头痛、视力改变、上腹部不适等症状；血压升高、病情加重者应住院治疗。

药物治疗：一般不需药物治疗。对精神紧张、夜间睡眠欠佳者，可给予地西泮2.5 ~ 5.0 mg，口服，每日 3 次；或 5 mg，临睡前口服。

终止妊娠：病情得到控制，一般于妊娠 37 周后或胎儿成熟时考虑终止妊娠。

（二）子痫前期治疗

子痫前期患者应住院治疗。治疗原则为休息、镇静、解痉，有指征地降压、利尿，密切监测母儿情况，适时终止妊娠。

1. 解痉

解痉为首要措施，首选药物为硫酸镁。

（1）作用机制

①镁离子抑制运动神经末梢释放乙酰胆碱，阻断神经肌肉接头间的信息传导，使骨骼肌松弛。②镁离子刺激血管内皮细胞合成前列环素，抑制内皮素合成，降低机体对血管紧张素 II 的反应，缓解血管痉挛，使血压下降。③镁离子可使平滑肌细胞钙离子水平降低，解除血管痉挛，减少血管内皮受累。④镁离子可提高孕妇和胎儿血红蛋白的亲和力，改善氧代谢。

（2）用药指征

①预防重度子痫前期发展成为子痫。②重度子痫前期患者临产前用药，预防产时或产后子痫。③控制子痫抽搐及防止再抽搐。

（3）用药方案

硫酸镁可采用肌内注射或静脉给药。通常静脉给药，负荷剂量为 25% 硫酸镁 4 ~ 6 g，加于 20 mL 25% 葡萄糖注射液内静脉缓慢推注（15 ~ 20 min），或溶于 5% 葡萄糖液 100 mL，快速静脉滴注，继而硫酸镁以 1 ~ 2 g/h 静脉滴注维持。夜间睡前停用静脉给药，改为肌内注射，用法为 25% 硫酸镁 20 mL 加 2% 利多卡因 2 mL，深部臀肌内注射。24 h 硫酸镁总量不超过 25 g，用药时限不超过 5 d。用药期间评估病情变化，决定是否继续用药。

（4）毒性反应

血清镁离子有效治疗浓度为 1.8 ~ 3.0 mmol/L，超过 3.5 mmol/L 即可出现中毒症状。中毒现象首先表现为膝反射减弱或消失，还可出现全身肌张力减退及呼吸抑制、言语不清，严重者呼吸肌麻痹，甚至呼吸停止、心搏骤停，危及生命。

（5）使用硫酸镁的注意事项

使用硫酸镁的必备条件：①膝腱反射存在。②呼吸 ≥ 16 次 / 分。③尿量 ≥ 400 mL/24 h 或 ≥ 17 mL/h。④备有 10% 葡萄糖酸钙。镁离子中毒时立即停用硫酸镁，并缓慢静脉推注（5 ~ 10 min）10% 葡萄糖酸钙 10 mL。如患者同时合并肾功能不全、心肌病、重症肌无力等，则硫酸镁应慎用或减量使用。条件许可时，用药期间可监测血清镁离子的浓度。

2. 镇静

镇静药物可缓解孕产妇精神紧张及焦虑，改善睡眠。临近分娩时应慎用，以免药物通过胎盘抑制胎儿的呼吸。当应用硫酸镁无效或有禁忌证时，可用镇静药物预防并控制子痫。

（1）地西泮

地西泮具有较强的镇静、抗惊厥及肌肉松弛作用，对胎儿及新生儿影响较小。用法为 2.5 ~ 5.0 mg 口服，每日 3 次或睡前服用；或 10 mg 肌内注射，或 10 mg 缓慢静脉推注（> 2 min）。1 h 内用药超过 30 mg 可能发生呼吸抑制，24 h 总量不超过 100 mg。

（2）冬眠药物

冬眠药物可广泛抑制神经系统，有助于解痉降压、控制子痫抽搐。冬眠合剂（哌替啶 100 mg、氯丙嗪 50 mg、异丙嗪 50 mg），通常以 1/3 或 1/2 量肌内注射，或加入 5% 葡萄糖液 250 mL 静脉滴注。因氯丙嗪可使血压急剧下降，使肾脏与子宫胎盘血流量不足，导致胎儿缺氧，同时对母儿肝脏有损害，现仅用于硫酸镁治疗效果不佳者。

（3）苯巴比妥钠

苯巴比妥钠具有较好的镇静、抗惊厥、控制抽搐作用。用于预防子痫发作时每次 30 mg 口服，每日 3 次；用于控制子痫发作时 0.1 g 肌内注射。因该药可致胎儿呼吸抑制，在胎儿娩出前 6 h 应慎用。

3. 降压

1）目的

预防子痫、心脑血管意外和胎盘早剥等严重母儿并发症。

2）用药指征

①收缩压 ≥ 160 mmHg 和（或）舒张压 ≥ 110 mmHg 的严重高血压孕妇必须降压治疗。②收缩压 ≥ 150 mmHg 和（或）舒张压 ≥ 100 mmHg 者建议降压治疗。③收缩压 140 ~ 150 mmHg 和（或）舒张压 90 ~ 100mmHg 不建议治疗，但对并发脏器功能损伤者可考虑降压治疗。④妊娠前高血压已用降压药者应继续降压治疗。

3）目标血压

孕妇无并发脏器功能损伤时，收缩压应控制在 130 ~ 155 mmHg，舒张压应控制在 80 ~ 105 mmHg；孕妇并发脏器功能损伤时，则收缩压应控制在 130 ~ 139 mmHg，舒张压应控制在 80 ~ 89 mmHg。降压过程力求下降平稳，不可波动过大。

4）选用药物的原则

选用的降压药物应对胎儿无毒副作用，不影响心输出量、肾血流量及子宫胎盘灌注量，不引起血压急剧下降或下降过低。常用药物有拉贝洛尔、硝苯地平、尼莫地平、甲基多巴等。

5）常用药物及使用方法

（1）拉贝洛尔

拉贝洛尔为 α、β 肾上腺素受体阻滞剂，降低血压但不影响肾及胎盘血流量，并可对抗血小板凝集，促进胎儿肺成熟。该药显效快，不引起血压过低或反射性心动过速。用法为 50 ~ 150 mg，口服，每日 3 ~ 4 次。静脉注射时，初始剂量 20 mg，10 min 后，若降压效果不好，剂量应加倍，最大单次剂量 80 mg，直到血压被控制，24 h 总剂量不超过 220 mg。静脉滴注时，拉贝洛尔 50 ~ 100 mg 加入 5% 葡萄糖 250 ~ 500 mL，根据血压调整滴速，血压稳定后改口服。

（2）硝苯地平

硝苯地平为钙离子通道阻滞剂，可抑制钙离子内流，松弛血管平滑肌，解除外周血管痉挛，使全身血管扩张，血压下降。由于该药降压作用迅速，一般不主张舌下含化，紧急时可舌下含化 10 mg。一般用法为 10 mg 口服，每日 3 ~ 4 次，24 h 不超过 120 mg。其副作用为心悸、头痛，需监测血压变化。该药与硫酸镁有协同作用，不建议联合使用。

（3）尼莫地平

尼莫地平为钙离子通道阻滞剂，优点在于可选择性地扩张脑血管。用法为

20 ～ 60 mg 口服，每日 2 ～ 3 次；或 20 ～ 40 mg 加入 5% 葡萄糖液 250 mL 静脉滴注，每日总量不超过 360 mg。该药的副作用为头痛、恶心、心悸及颜面潮红。

（4）甲基多巴

甲基多巴为中枢性降压药，可兴奋血管运动中枢的 α 受体，从而抑制外周交感神经而使血压下降。用法为 250 mg 口服，每日 3 ～ 4 次。根据病情酌情增减，每日剂量不超过 2 g。其副作用为嗜睡、便秘、口干、心动过缓。

（5）硝普钠

硝普钠为强有力的速效血管扩张剂，可扩张周围血管而使血压下降。由于该药物能迅速透过胎盘进入胎儿体内，并保持较高的浓度，其代谢产物（氰化物）对胎儿有毒性作用，故分娩后或血压过高，应用其他药物效果不佳时，方可考虑使用。用法为 50 mg 加入 5% 葡萄糖液 500 mL，静脉缓慢滴注。用药期间，应严密监测血压和心率。

（6）尼卡地平

尼卡地平为钙离子通道阻滞剂。用法为初始剂量 20 ～ 40 mg 口服，每日 3 次。静脉滴注 1 mg/h 起，根据血压的变化每 10 min 调整剂量。

（7）硝酸甘油

硝酸甘油可同时扩张动脉和静脉。主要用于合并心力衰竭和急性冠脉综合征时高血压急症的降压治疗。用法为初始剂量 5 ～ 10 μg/min 静脉滴注，每 5 ～ 10 min 增加滴速至维持量 20 ～ 50 μg/min。

（8）酚妥拉明

酚妥拉明为 α 肾上腺素受体阻滞剂。用法为 10 ～ 20 mg 加入 5% 葡萄糖液 100 ～ 200 mL，以 10 μg/min 静脉滴注。

4. 利尿

仅用于全身水肿、急性心力衰竭、肺水肿、脑水肿的孕妇。常用的药物有呋塞米、甘露醇等。甘露醇主要用于脑水肿，有心力衰竭或潜在心力衰竭者禁用。

5. 分娩时机和方式

子痫前期孕妇经积极治疗母儿情况无改善或病情持续进展时，终止妊娠是唯一有效的治疗措施。

（1）终止妊娠时机

①妊娠期高血压、子痫前期患者可期待治疗至 37 周终止妊娠。②重度子痫前期患者：妊娠＜ 24 周经治疗病情不稳定者建议终止妊娠；妊娠 24 ～ 28 周根据母儿情况及当地医疗条件和医疗水平决定是否期待治疗；孕 28 ～ 34 周，若病情不稳定，经积极治疗 24 ～ 48 h 病情仍加重，促胎肺成熟后应终止妊娠；若病情稳定，可考虑继续期待治疗，并建议提前转至早产儿救治能力较强的医疗机构；妊娠≥ 34 周患者应考虑终止妊娠。

（2）终止妊娠的方式

若无产科手术指征，原则上考虑阴道试产。如果不能短时间经阴道分娩，病情可能加重，可放宽剖宫产指征。

（3）分娩期间注意事项

注意观察自觉症状、血压、胎心及产程进展；继续解痉、降压治疗；预防产后出血，但禁用麦角新碱加强子宫收缩。

（三）子痫治疗

子痫是妊娠期高血压疾病最严重的阶段，是妊娠期高血压疾病所致母儿死亡的最主要原因，应积极预防、控制子痫。处理原则：控制抽搐，控制血压，纠正缺氧和酸中毒，密切观察病情变化，控制抽搐后终止妊娠。

1. 一般急诊处理

子痫发作时需保持气道通畅，维持呼吸、循环功能稳定，密切观察生命体征、尿量等。避免声、光等刺激。预防坠地外伤、唇舌咬伤。

2. 控制抽搐

硫酸镁是控制抽搐、预防复发的首选药物。用药方案为 25% 硫酸镁 20 mL 加入 25% 葡萄糖液 20 mL 静脉推注（> 5 min），继之以 2 ～ 3 g/h 静脉滴注，同时应用有效的镇静剂，控制抽搐。当患者存在硫酸镁应用禁忌或硫酸镁治疗无效时，可考虑应用地西泮、苯妥英钠或冬眠合剂控制抽搐。子痫患者产后需继续应用硫酸镁 24 ～ 48 h，至少住院密切观察 4 d。

3. 降低颅内压

予以 20% 甘露醇 250 mL 快速静脉滴注，降低颅内压。

4. 控制血压

脑血管意外是子痫患者死亡的最常见原因。当收缩压持续 ≥ 160 mmHg，舒张压 ≥ 110 mmHg 时，需积极降压以预防心脑血管并发症。

5. 纠正缺氧和酸中毒

给予面罩和气囊吸氧，适量给予 4% 碳酸氢钠液纠正酸中毒。

6. 适时终止妊娠

一般抽搐控制后 2 h 可考虑终止妊娠。

（四）产褥期处理

重度子痫前期患者产后继续使用硫酸镁 24 ～ 48 h，以预防产后子痫。子痫前期患者产后 3 ～ 6 d，高血压、蛋白尿等症状仍可能反复出现甚至加剧，因此，这段时间仍应每日监测血压、蛋白尿。如血压 ≥ 160/110 mmHg，应继续给予降压药，同时注意观察子宫复旧和阴道出血情况，待病情稳定后方可出院。

第四章　正常分娩与异常分娩

第一节　正常分娩

妊娠满 28 周（196 d），胎儿及其附属物从临产发动至从母体全部娩出的过程，称为分娩。妊娠满 28 周至不满 37 足周（196 ~ 258 d）期间分娩称为早产；妊娠满 37 周至不满 42 足周（259 ~ 293 d）期间分娩称为足月产；妊娠达到及超过 42 周（≥ 294 d）期间分娩称为过期产。

一、分娩动因

分娩发动的原因复杂，目前仍不清楚，公认是多因素作用的结果。

（一）机械性理论

随着妊娠进展，子宫容积、伸展性及张力不断增加，妊娠末期羊水量逐渐减少而胎儿不断生长，宫内压力升高，子宫肌壁和蜕膜明显受压，肌壁的机械感受器受到刺激，尤其是胎先露部压迫子宫下段及子宫颈部发生扩张的机械作用，通过交感神经传至下丘脑，使神经垂体释放缩宫素，引起子宫收缩。临床发现母体血液中缩宫素值增高是在产程发动之后，因此其不是分娩的始发因素。

（二）内分泌控制理论

1. 前列腺素

在妊娠期间，孕妇体内各器官几乎均能合成前列腺素，前列腺素能诱发子宫收缩，促进子宫颈成熟，对分娩发动起主导作用。前列腺素进入血液循环后即被灭活，故能够使子宫收缩的前列腺素来源于子宫本身，现已证实子宫肌层、子宫内膜及子宫颈黏膜均能产生前列腺素。临床发现，分娩发动前母体血液中前列腺素无特异性增高，故不是分娩的始发因素。

2. 缩宫素

妊娠期间母体循环中缩宫素的水平不发生改变，仅在分娩发动后，随产程进展逐渐增加，在第二产程胎儿娩出前达峰值，但子宫缩宫素受体的表达随妊娠的进展而增高，因而随妊娠进展，子宫对缩宫素的敏感性增高。缩宫素可间接通过刺激胎膜 PGE_2 和 $PGF_{2\alpha}$ 的释放，直接通过缩宫素受体或钙通道介导的途径来诱发子宫收缩。

3. 甾体类激素

雌激素在妊娠期是由胎盘 – 胎儿单位共同合成的，雌激素水平增高可通过参与分娩启动。相反，孕激素促进一氧化氮的合成，抑制细胞间连接的形成，下调前列腺素的合成及钙通道和缩宫素受体的表达。雌／孕激素比例上升可能不是分娩的动因，但两者都对妊娠的维持和分娩的启动起重要作用。

（三）炎症反应学说

大量研究表明，炎症在分娩启动中扮演重要的角色。母体的免疫调节系统参与调节母胎界面免疫微环境，使母体在妊娠期间对胎儿产生特异性免疫耐受以维持妊娠。在分娩启动过程中免疫系统发生变化，不仅表现在全身，在母胎界面也有明显变化，免疫平衡的改变可能在分娩启动中起着重要作用。同时，分娩前子宫蜕膜、子宫颈均出现明显的中性粒细胞和巨噬细胞的趋化和浸润，炎症因子表达增高，提示存在非感染性炎症。

总而言之，分娩的发动是一个复杂的综合作用的结果，胎儿成熟是该综合作用的主要方面，妊娠末期，以上因素均可使子宫由妊娠期的稳定状态转为分娩时的兴奋状态。

二、决定分娩的四大因素

决定分娩的四大因素为产力、产道、胎儿和精神心理因素。若各个因素均正常并能相互适应，胎儿顺利经阴道自然娩出，为正常分娩。正常分娩依靠产力将胎儿及其附属物排出体外，同时需要软产道相应的扩张和足够大的骨产道让胎儿通过，而产力受胎儿大小、胎位及其与骨产道关系，以及产妇精神心理因素的影响。

（一）产力

将胎儿及其附属物从子宫内逼出的力量，称为产力。产力包括子宫收缩力（简称宫缩）、腹壁肌与膈肌收缩力（统称腹压）及肛提肌收缩力。

1. 宫缩

宫缩为临产后的主要产力，贯穿于分娩全过程。临产后的宫缩有以下特点。

（1）节律性

正常宫缩为有规律的阵发性收缩。每次收缩由弱到强，维持一定时间后逐渐减弱，直至消失。两次宫缩之间有一定的间歇时间。临产初期，宫缩持续时间较短，间歇时间较长，宫缩力较弱。随着产程的进展，宫缩持续时间逐渐延长，间歇时间逐渐缩短，宫缩力亦逐渐增强。宫缩时子宫肌壁血管受挤压，子宫血循环暂时受到影响，致使胎盘绒毛间隙血流量减少，宫缩间歇期子宫血流量恢复，胎盘绒毛间歇的血流量重新充盈，因此，有节律的宫缩对胎儿有利，不会导致胎儿发生缺氧性损害。

（2）对称性和极性

每次正常的宫缩由两侧子宫角部开始，以微波形式均匀地向子宫底部中央集中，左右对称，然后再以 2 cm/s 的速度向子宫下段扩展，约 15 s 即可扩展至整个子宫，此称为对称性。宫缩以子宫底部最强、最持久，向下逐渐减弱，称极性。

（3）缩复作用

宫缩时，子宫体部平滑肌纤维缩短、变粗，间歇期肌纤维松弛，但不能恢复到原来的长度而较前略短，这种现象称为缩复作用。随着子宫反复收缩，肌纤维越来越短，使子宫腔容积也逐渐缩小，迫使胎先露不断下降及子宫颈管逐渐缩短直至消失。

2. 腹压

该肌力是第二产程娩出胎儿的重要辅助力量。宫口开全后，每次宫缩时，胎先露部或前羊囊压迫骨盆底组织及直肠，反射性引起排便动作。此时产妇主动屏气，腹壁肌及膈肌收缩使腹内压增高，有利于胎儿娩出。在第二产程末期，腹压配以宫缩运用最有效，能促使胎儿娩出。在第三产程，腹压能迫使已剥离的胎盘娩出，但过早地使用腹压易使产妇疲劳和子宫颈水肿，不利于产程进展。

3. 肛提肌收缩力

该肌力可协助胎先露在骨盆腔进行内旋转。当胎头枕部位于耻骨弓下时，肛提肌收缩力能协助胎头仰伸及娩出，胎盘降至阴道时，肛提肌收缩力可协助胎盘娩出。

（二）产道

产道是胎儿从母体娩出的通道，包括骨产道和软产道。

1. 骨产道

骨产道是指真骨盆，其形状、大小与分娩是否顺利密切相关，直接影响分娩过程。骨盆腔分为3个假想平面，即通常所称的骨盆平面。

1）骨盆平面及其径线

（1）骨盆入口平面

骨盆入口平面为骨盆腔的上口，即真假骨盆的交界面，呈横椭圆形，其前方为耻骨联合上缘，两侧为髂耻缘，后方为骶岬上缘。其有4条径线：①入口前后径，即真结合径。指耻骨联合上缘中点至骶岬上缘正中间的距离，平均值为11 cm，其长短与分娩关系密切。②入口横径。两髂耻缘间的最大距离，平均为13 cm。③入口斜径。左右各一，左斜径为左侧骶髂关节至右侧髂耻隆突间的距离，右斜径为右侧骶髂关节至左侧髂耻隆突间的距离，平均值为12.75 cm。

（2）中骨盆平面

中骨盆平面为骨盆腔最小平面，呈前后径长的纵椭圆形，其前方为耻骨联合下缘，两侧为坐骨棘，后方为骶骨下端，在产科有重要的临床意义。其有2条径线：①中骨盆前后径。耻骨联合下缘中点通过两侧坐骨棘连线中点至骶骨下端之间的距离，平均长11.5 cm。②中骨盆横径，即坐骨棘间径。为两坐骨棘间的距离，平均长10 cm，是胎先露部通过中骨盆的重要径线，其长短与分娩关系密切。

（3）骨盆出口平面

骨盆出口平面由两个不同平面的三角形所组成，其有4条径线：①出口前后径。耻骨联合下缘至骶尾关节之间的距离，平均长11.5 cm。②出口横径，也称坐骨结节间径。指两坐骨结节内侧缘的距离，平均长 9 cm，为胎先露部通过骨盆出口的径线，其长短与分娩关系密切。③出口前矢状径。耻骨联合下缘中点至坐骨结节间径中点间的距离，平均长 6 cm。④出口后矢状径。骶尾关节至坐骨结节间径中点间的距离，平均长 8.5 cm。出口横径与出口后矢状径之和 > 15 cm 时，一般正常大小的足月胎儿可通过后三角区经阴道娩出。

2）骨盆轴与骨盆倾斜度

（1）骨盆轴

骨盆轴为连接骨盆各假想平面中点的曲线。此轴上段向下向后，中段向下，下段向下向前，分娩时胎儿沿此轴方向娩出。

（2）骨盆倾斜度

骨盆倾斜度指妇女站立时，骨盆入口平面与地平面所形成的角度，一般为 60°，如角度过大，则影响胎头衔接和娩出。

2. 软产道

软产道是由子宫下段、子宫颈、阴道及骨盆底软组织组成的弯曲管道。

（1）子宫下段的形成

子宫下段由非孕期长约 1 cm 的子宫峡部形成。妊娠末期子宫峡部逐渐被拉长形成子宫下段。临产后子宫下段进一步拉长变薄，为 7 ~ 10 cm，成为软产道的一部分。由于缩复作用，子宫上下段的肌壁厚薄不同，因此在两者间子宫内面形成一环状隆起，称为生理缩复环。此环在正常情况下不易自腹部见到。

（2）子宫颈的变化

子宫颈管消失：临产前子宫颈管长 2 ~ 3 cm。临产后由于宫缩作用以及胎先露部和前羊膜囊直接压迫子宫颈，使子宫颈内口向上、向外扩张，子宫颈管逐渐变短，直至消失。

宫口扩张：临产前，初产妇的宫颈外口仅容一指尖，经产妇能容一指。临产后的宫口扩张主要是宫缩及缩复作用的结果。破膜后，胎先露部直接压迫子宫颈，促使宫口扩张明显加快。当宫口开大达 10 cm 时称宫口开全，足月妊娠的胎头方能通过。

初产妇多是子宫颈管先消失，宫口后扩张；经产妇则多是子宫颈管缩短消失与宫口扩张同时进行。

（3）骨盆底、阴道及会阴的变化

临产后前羊膜囊和胎先露部将阴道上部扩张，破膜后的胎先露部下降压迫骨盆底组织，使得软产道下段形成一个前壁短后壁长、向前弯的长筒形通道，阴道扩张，外口开向前上方。肛提肌向下及向两侧扩展，肌束分开，肌纤维拉长，会阴体变薄，以利于胎儿通过。虽然会阴能承受一定压力，但临产后尤其在第二产程时应做好会阴保护，以免发生会阴裂伤。

（三）胎儿

胎儿的大小、胎位、有无畸形是影响分娩及分娩难易程度的重要因素之一。

1. 胎儿的大小

在分娩过程中，胎儿的大小是影响分娩的重要因素之一。若骨盆正常大小，但胎儿过大，也可因相对性头盆不对称而致难产。

2. 胎位

胎位的异常可致难产。产道为一纵行管道，故纵产式时胎体纵轴与骨盆轴相一致，可通过产道。纵产式头先露时，分娩时胎头颅骨重叠变形、周径变小，以利于胎儿娩出；臀先露时，由于胎臀周径较胎头小且软，不易使阴道充分扩张，当胎头娩出时头颅又无变形机会，使胎头娩出困难。横产式肩先露时，胎体纵轴与骨盆轴相垂直，足月胎儿不能通过产道，对母儿安全威胁极大。

3. 胎儿畸形

胎儿发育异常，如脑积水、联体儿等，由于胎头或胎体过大，不能通过产道而可致难产。

（四）精神心理因素

产妇精神心理因素能影响机体内部的平衡。现已证实，产妇的焦虑、不安或恐惧的精神心理状态会使机体产生一系列的变化，如呼吸急促、心率加快、气体交换不足，可使宫缩乏力、宫口扩张减缓、胎先露部下降受阻、产程延长，产妇的神经内分泌也发生变化，交感神经兴奋，血压升高，甚至出现胎儿缺血缺氧、胎儿宫内窘迫。临床医生必须认识到产妇的精神心理因素对分娩的影响，在分娩过程中，应耐心安慰产妇，讲解分娩是生理过程，消除其焦虑和恐惧心理，并告知必要的分娩技术，使产妇顺利度过分娩的全过程。

三、枕先露的分娩机制

分娩机制是指胎儿先露部在通过产道时，为适应骨盆各平面的不同形态和径线，被动进行一系列适应性转动，从而以其最小的径线通过产道的全过程。临床上枕先露占 95% 以上，以枕左前位最常见，现以枕左前位为例，说明分娩机制。

（一）衔接

胎头双顶径进入骨盆入口平面，颅骨最低点接近或达到坐骨棘水平，称为衔接。胎头进入骨盆入口呈半俯屈状态，以枕额径衔接，由于枕额径大于骨盆入口前后径，故胎头矢状缝坐落在骨盆入口右斜径上，胎头枕骨在骨盆左前方。初产妇多在预产期前 1 ~ 2 周胎头衔接，如果初产妇已经临产但仍未衔接，则应警惕有头盆不称的可能。经产妇多在临产后胎头才衔接。

（二）下降

胎头沿骨盆轴前进的动作称为下降。下降贯穿于分娩全过程，并与其他动作相伴随，下降动作呈间歇性，宫缩时胎头下降，宫缩间歇时稍回缩。胎头下降的程度是判断产程进展的重要标志之一。

（三）俯屈

胎头以枕额径进入骨盆腔后，继续下降至骨盆底时，遇到盆底阻力，使半俯屈状态的胎头进一步俯屈，使枕额径变为枕下前囟径，以最小径线适应产道继续下降。

（四）内旋转

胎头内旋转是胎头围绕骨盆纵轴旋转，使其矢状缝与中骨盆及骨盆出口前后径相一致的动作，以使胎头适应中骨盆及骨盆出口前后径大于横径的特点，有利于胎头下降。当胎头俯屈下降时，枕部位置最低，遇到肛提肌阻力时将胎头枕部推向部位宽、阻力小的前方，而胎头枕部向母体中线方向旋转 45°，后囟转至耻骨弓下方。胎头于第一产程末完成内旋转动作。

（五）仰伸

内旋转完成后，宫缩和腹压使胎头继续下降，肛提肌收缩力亦将胎头向前推进，两者的合力使胎头沿着骨盆轴下段向下向前的方向转为向前向上，胎头枕骨下部到达耻骨联合下缘，以耻骨弓为支点，胎头逐渐仰伸，此时胎儿的双肩径沿左斜径进入骨盆入口。

（六）复位及外旋转

胎头娩出时，胎儿双肩径进入骨盆入口左斜径。胎头娩出后，枕部向母体左外侧旋转 45° 而使胎头与胎肩恢复正常关系，称为复位。胎肩在盆腔内继续下降，前肩向前向母体中线旋转 45°，使双肩径与骨盆出口前后径相一致，此时胎头枕部需在外继续向母体左侧旋转 45°，以保持胎头与胎肩的正常关系，称为外旋转。

（七）胎肩及胎儿娩出

外旋转完成后，胎儿前肩先从耻骨弓下娩出，继之后肩从会阴前缘娩出。胎儿双肩娩出后，胎体及下肢随之顺利娩出，胎儿完成分娩的全过程。

四、分娩的临床经过及处理

（一）总产程及产程分期

1. 总产程

总产程是指从规律宫缩开始直到胎儿、胎盘娩出为止，即为分娩全过程，分为 3 个产程。

2. 产程分期

第一产程（宫颈扩张期）：从规律宫缩开始至宫口开全（10 cm）为止。初产妇需 11 ~ 12 h，经产妇需 6 ~ 8 h。

第二产程（胎儿娩出期）：从宫口开全至胎儿娩出。未实施硬膜外麻醉者，初产妇不超过 3 h，经产妇不超过 2 h。

第三产程（胎盘娩出期）：从胎儿娩出至胎盘娩出。一般需 5 ～ 15 min，不超过 30 min。

（二）第一产程的临床表现及处理

1. 临床表现

（1）规律宫缩

产程开始后，随着宫缩，产妇出现阵发性的腹痛，称为"阵痛"。开始时宫缩持续时间约 30 s，间歇时间 5 ～ 6 min，宫缩强度弱。随产程进展，宫缩持续时间逐渐延长为 50 ～ 60 s，间歇期逐渐缩短为 2 ～ 3 min，宫缩强度不断增强。宫口近开全时，宫缩持续时间可达 1 min 或更长，间歇时间仅为 1 ～ 2 min。

（2）宫口扩张

随着宫缩增强，子宫颈管逐渐缩短直至消失，宫口逐渐扩张，潜伏期宫口扩张速度较慢，进入活跃期后加快。宫口近开全时，子宫颈边缘消失，子宫下段及阴道形成宽阔的软产道。可通过肛门检查或阴道检查确定宫口扩张程度。

（3）胎头下降

胎头下降程度是经阴道分娩的重要观察内容。随着产程进展，胎头不断下降，通过阴道检查，可明确胎头颅骨最低点的位置，并能判断胎方位。

（4）胎膜破裂

胎膜破裂也称破膜。胎儿先露部衔接后，将羊水分为前后两部分，在胎先露部前面的羊水，量约 100 mL，称前羊水，形成的前羊膜囊称为胎胞，宫缩时前羊膜囊楔入子宫颈管内，有助于子宫颈管消失和宫口扩张。随着宫缩增强，当羊膜腔内压力增加到一定程度时，胎膜自然破裂，破膜多发生于宫口近开全时。

2. 产程观察及处理

（1）观察宫缩

在产程中应密切观察宫缩，注意宫缩的持续时间、间歇时间、宫缩的强度。最简单的方法是助产人员将手掌放在产妇的腹壁上，宫缩时子宫体部隆起变硬，间歇期松弛变软。也可用电子胎儿监护仪描记宫缩曲线，宫缩曲线是反映宫缩的客观指标，可观察每次宫缩持续时间、宫缩强度及频率。电子胎儿监护仪有以下两种类型。

外监护：临床常用，是将宫缩压力探头固定在产妇腹壁宫体近宫底部处，连续描记 40 min，适用于第一产程、胎膜未破时。

内监护：将电极通过已扩张的宫颈口进入羊膜腔固定在胎儿头皮上，测定宫腔静止压力和宫缩时压力，适用于胎膜已破、宫口扩张 1 cm 以上时。内监护较外监护准确，但有引起宫腔内感染的危险。

（2）观察胎心

宫缩时，子宫肌壁血管受压，子宫血流量减少，胎盘血循环暂时受阻，胎儿暂时缺血、缺氧，胎心率可加快或减慢；宫缩间歇期，子宫壁放松，子宫血流量恢复，胎儿得到充足氧气，胎心率恢复。若宫缩间歇期胎心率不能恢复正常，提示胎儿缺氧。观察胎心可采用下列方法。

听诊胎心音：在宫缩间歇期听诊，每次听诊 1 min，潜伏期每小时听胎心 1 次，活跃期每 30 min 听胎心 1 次。可采用普通听诊器、木制胎心听诊器或电子胎心听诊器听诊，目前临床常用电子胎心听诊器。

电子胎儿监护仪监测胎心音：多用外监护描记胎心曲线，观察胎心率变异与宫缩、胎动的关系，能较客观地判断胎儿在宫内的状态。一般每 15 min 对胎心曲线评估 1 次，宫缩强时每隔 5 min 评估 1 次。

（3）观察宫口扩张及胎头下降

宫口扩张：第一产程宫口扩张速度先慢后快，分为潜伏期和活跃期。潜伏期是指从规律宫缩开始至宫口扩张 6 cm，此期间扩张速度较慢，2 ~ 3 h 扩张 1 cm，整期初产妇不超过 20 h，经产妇不超过 14 h，超过以上时限为潜伏期延长；活跃期是指宫口扩张 6 cm 至宫口扩张 10 cm（开全），此期间扩张速度加快，≥ 0.5 cm/h，若速度 < 0.5 cm/h 为活跃期延长。

胎头下降：坐骨棘平面是判断胎头下降程度的标志。胎头颅骨最低点平坐骨棘平面时，以"0"表示；在坐骨棘平面上 1 cm 时，以"-1"表示；在坐骨棘平面下 1 cm 时，以"+1"表示，以此类推。潜伏期胎头下降不明显，胎头颅骨最低点约在坐骨棘水平，活跃期下降加快，平均每小时下降 0.86 cm。胎头下降程度可作为判断分娩难易的可靠指标。

目前多采用产程图描记和反映宫口扩张及胎头下降情况，使产程进展一目了然，并能指导产程的处理。产程图横坐标为临产时间（h），左侧纵坐标为宫口扩张程度（cm），右侧纵坐标为胎先露下降程度（cm）。

（4）观察胎膜破裂

胎膜多在宫口近开全时自然破裂。一旦胎膜破裂，前羊水流出，应立即听胎心，并观察羊水颜色、流出量，同时记录破膜时间。若胎头未衔接时发生破膜，指导产妇取臀高位或侧卧位休息，防止脐带脱垂。破膜超过 12 h 尚未分娩者，给予抗生素预防感染。

（5）观察血压

宫缩时血压常升高 5 ~ 10 mmHg，间歇期恢复原状。产程中应每隔 4 ~ 6 h 在宫缩间歇期测血压 1 次，若发现血压升高，应缩短测量的间隔时间并进行相应的处理。

（6）饮食指导

鼓励产妇少量多次进食，宜进高热量、易消化食物，补充足够的水分，必要时静脉补液，以保持产妇体力。

（7）活动与休息

宫缩不强且未破膜，产妇可在室内走动，有助于加速产程进展。初产妇宫口近开全或经产妇宫口扩张 4 cm 时，应卧床，取左侧卧位。若胎膜已破，胎头未衔接，应指导产妇卧床休息。

（8）指导排尿与排便

临产后，鼓励产妇每 2 ~ 4 h 排尿 1 次，以防膀胱充盈影响宫缩，阻碍胎先露下降；初产妇宫口扩张 < 4 cm、经产妇宫口扩张 < 2 cm 时，可行温肥皂水灌肠，灌肠可反射性地加强宫缩，加速产程进展，还可清洁肠道，避免产时污染。阴道流血、胎膜已破、胎头未衔接、胎位异常、有剖宫产史、严重心脏病、宫缩强而 1 h 内可分娩等情况，禁止灌肠。

（9）肛门检查

潜伏期 2 ~ 4 h 肛门检查 1 次，活跃期 1 ~ 2 h 肛门检查 1 次，在宫缩时进行。通过肛门检查能了解子宫颈软硬度、子宫颈厚薄、宫口扩张程度、是否破膜、骨盆腔大小，确定胎位以及胎头下降程度。为避免感染，整个产程肛门检查次数不应超过 10 次。

（10）阴道检查

阴道检查能直接触清宫口扩张程度、胎先露，并进一步了解骨盆腔情况。若先露部为头，还能根据矢状缝及囟门位置确定胎方位，适用于肛门检查不清，宫口扩张及胎头下降程度不明，疑有脐带先露或脐带脱垂，轻度头盆不称经试产 2 h 产程进展缓慢者。阴道检查感染概率高于肛门检查，应在严格消毒下进行。

（11）精神心理安慰

分娩过程中，多数产妇焦虑、紧张，甚至恐惧，会影响宫缩及产程进展，医护人员应耐心讲解分娩是生理过程，安慰、体贴产妇，使产妇消除紧张及恐惧心理。在宫缩时指导产妇深呼吸，用手轻揉下腹部，或握拳压迫腰骶部，以减轻产妇的不适感。研究表明，开展家庭式产房，温馨待产，允许丈夫、家人或有经验的人员陪伴分娩，适时给予产妇必要的指导，使产妇保持良好的精神状态、充沛的体力，能缩短产程以顺利分娩。

（三）第二产程的临床表现及处理

1. 临床表现

（1）宫缩频且强

进入第二产程，宫缩持续时间可达 1 min 或更长，间歇时间 1 ~ 2 min。此时胎膜多已破裂，若未破膜应行人工破膜，以加速产程进展。

（2）产妇屏气

当胎头降至骨盆出口，压迫骨盆底组织和直肠壁时，产妇有排便感，会不自主地向下屏气，协助娩出胎儿。

（3）肛门松弛

随产程进展，会阴体逐渐膨隆、变薄，肛门括约肌松弛。

（4）胎头拨露与着冠

宫缩时胎头露出于阴道口，露出部分不断增大，宫缩间歇期胎头又缩回阴道内，称为胎头拨露。经几次胎头拨露后，胎头双顶径越过骨盆出口，宫缩间歇时胎头不再回缩，称为胎头着冠。

（5）胎儿娩出

胎头着冠后会阴极度扩张，产程继续进展，当胎头枕骨于耻骨弓下露出时，以耻骨弓为支点出现仰伸动作，胎儿额、鼻、口、颏部相继娩出。随后胎头复位及外旋转，胎儿双肩、胎体相继娩出，后羊水涌出。

2. 观察产程及处理

（1）密切监测胎心

第二产程宫缩强而频，应勤听胎心，每 5 ~ 10 min 听 1 次，有条件者可用电子胎儿监护仪监测，以便及早发现胎儿有无急性缺氧。

（2）指导产妇屏气

正确指导产妇运用腹压能缩短第二产程，加速产程进展。方法：产妇仰卧，两手紧握产床把手，双足蹬在产床上，宫缩时，嘱其深吸气后屏住，然后如解大便样向下屏气用力以增加腹压，宫缩间歇期，呼气及全身肌肉放松，安静休息。

（3）接产准备

初产妇宫口开全，经产妇宫口扩张 6 cm 以上且宫缩规律有力时，应将产妇送入产房，做好接产准备工作。备好物品后，让产妇仰卧在产床上，脱去裤子，双腿屈曲分开，露出外阴部，臀下垫防水布和清洁便盆，用清水清洗外阴部并消毒，顺序为大小阴唇、阴阜、两腿内侧上 1/3 段、会阴及肛门周围。取下臀下防水布及便盆。接产者按无菌操作要求常规洗手、穿手术衣和戴无菌手套。站在产妇右侧，打开产包，铺好消毒巾，准备接产。

（4）接产

保护会阴的时机和要领：当胎头拨露使阴唇后联合紧张时开始保护会阴，并协助胎头俯屈，使胎头以最小径线在宫缩间歇时缓慢通过阴道口，可有效防止会阴撕裂。胎肩娩出时仍应注意保护好会阴。接产者应指导产妇适时屏气用力完成分娩。

会阴撕裂的诱因：会阴过紧缺乏弹性、会阴水肿、耻骨弓过低、胎儿过大、胎儿娩出过快等，均易造成会阴撕裂。接产者在接产前应做出正确判断，以便提前采取会阴切开术，防止会阴裂伤。

接产步骤：接产者站在产妇右侧，在会阴部铺盖消毒巾，将右手肘部支在产床上，大拇指与其余四指分开，用手掌大鱼际肌在宫缩时向上向内托压会阴部，左手示、中、无名三指下压胎头枕部，协助胎头俯屈，使胎头缓慢下降。宫缩间歇时，保护会阴的右手不要离开，可稍放松，以免压迫过久引起会阴水肿。当胎头枕部在耻骨弓下露出时，左手应协助胎头仰伸。胎头娩出后，左手自鼻根向下颏挤压，挤出胎儿口鼻内的黏液和羊水，然后协助胎头复位及外旋转，使胎儿双肩径与骨盆出口前后径相一致。然后左手向下轻压胎儿颈部，使前肩自耻骨弓下娩出，再上托胎颈使后肩从会阴前缘缓慢娩出。双肩娩出后，放开保护会阴的右手，双手协助胎体及下肢相继娩出。

胎儿娩出后立即将弯盘放置于会阴处收集阴道血液，以便观察失血量。然后在距脐轮 10 ~ 15 cm 处，用两把止血钳分别夹住脐带，并从中间剪断。若胎头娩出时发现脐带绕颈，绕颈 1 周且较松时，可用手将脐带从胎肩推上或从胎头滑下；若脐带绕颈过紧或绕颈 2 周以上，可用两把血管钳夹住其中 1 圈脐带的一段并从中间剪断，注意避免胎儿颈部受伤。

会阴切开指征：胎儿过大或会阴过紧，估计分娩时会阴撕裂不可避免，或母儿有病理情况需尽快结束分娩时，应行会阴切开术。会阴切开方法有会阴后 – 侧切开术和会阴正中切开术。

（四）第三产程的临床表现及处理

1. 临床表现

（1）胎盘剥离

胎儿娩出后，子宫底降至脐平，宫腔容积突然明显缩小，胎盘不能相应缩小，与子宫壁发生错位而剥离，剥离面出血形成胎盘后血肿，子宫继续收缩，胎盘剥离面增大，直至胎盘完全剥离而娩出。

（2）胎盘剥离征象

子宫体变硬呈球形，子宫下段被动扩张，子宫体呈狭长形被推向上，子宫底升高达脐上；剥离的胎盘降至子宫下段，阴道口外露的一段脐带自行延长；阴道少量流血；接产者用手掌尺侧在产妇耻骨联合上方轻压子宫下段时，子宫体上升而外露的脐带不再回缩。

（3）胎盘剥离及排出方式

胎儿面娩出式：胎盘从中央开始剥离，然后向边缘剥离。特点是胎盘先娩出，后有阴道流血，多见。

母体面娩出式：胎盘从边缘开始剥离，然后中央剥离，血液沿胎盘边缘剥离面流出。特点是胎盘娩出前有较多量阴道流血，然后胎盘娩出，少见。

2. 处理

1）新生儿处理

（1）清理呼吸道

用新生儿吸痰管或导管轻轻吸净新生儿咽部及鼻腔的黏液和羊水，以免发生新生儿窒息和吸入性肺炎。新生儿大声啼哭，表示呼吸道已通畅。当确认呼吸道内的黏液和羊水已吸净而仍未啼哭时，可用手指轻弹或用手轻拍新生儿足底，促其啼哭。

（2）处理脐带

双重粗丝线结扎脐带法，用 75% 乙醇消毒脐带根部，在距脐带根部 0.5 cm 处用无菌粗丝线结扎第一道，在第一道结扎线上 0.5 cm 处结扎第二道，在第二道结扎线上 0.5 cm 处剪断脐带，挤出残余血液，用 20% 高锰酸钾液或 5% 聚维酮碘液消毒脐带断面，待脐带断面干后，用无菌纱布覆盖，再用脐带布包扎。目前还可用气门芯、脐带夹、血管钳等方法结扎脐带。处理脐带时应注意消毒药液不可接触新生儿皮肤，以防灼伤皮肤；脐带应扎紧，以防出血，但又要避免过度用力使脐带断裂；处理脐带时，要注意新生儿保暖。

（3）新生儿 Apgar 评分及意义

Apgar 评分用于判断新生儿有无窒息及其严重程度。以新生儿出生后 1 min 内的心率、呼吸、肌张力、喉反射及皮肤颜色 5 项体征为依据，每项为 0 ~ 2 分，满分为 10 分（见表 4-1）。评分为 8 ~ 10 分为正常新生儿；4 ~ 7 分为轻度（青紫）窒息，需采取清理呼吸道、人工呼吸、给氧、用药等措施才能恢复；0 ~ 3 分为重度（苍白）窒息，缺氧严重，需紧急抢救，需用喉镜在直视下行气管内插管并给氧。

表 4-1　新生儿 Apgar 评分法

体征	评分标准		
	0 分	1 分	2 分
皮肤颜色	全身苍白	身体红，四肢青紫	全身粉红
心率	0	< 100 次 / 分	≥ 100 次 / 分
喉反射	无反射	有些动作	咳嗽，恶心
肌张力	松弛	四肢略屈曲	四肢屈曲，活动好
呼吸	无	浅慢，不规则	正常，哭声响

新生儿 Apgar 评分以呼吸为基础，皮肤颜色最灵敏，心率是最终消失的指标。凡评分 ≤ 7 分的新生儿应在出生后 5 min、10 min 时再次评分，直至连续两次评分均 ≥ 8 分。1 min 评分反映出生时的情况，5 min 以后评分反映复苏效果，与预后关系密切。新生儿窒息恶化顺序为皮肤颜色→呼吸→肌张力→喉反射→心率；复苏有效顺序为心率→喉反射→皮肤颜色→呼吸→肌张力。肌张力恢复越快，预后越好。

（4）处理新生儿

擦净新生儿足底，在新生儿出生记录单上摁上新生儿足印及产妇拇指印。对新生儿进行体格检查，将标明新生儿性别、体重、出生时间及母亲姓名、床号、住院号的腕带和包被带分别系在新生儿右手腕和包被上。协助新生儿首次吸吮。

2）协助胎盘娩出

当确认胎盘已完全剥离，接产者在宫缩时，左手拇指置于子宫前壁，其余 4 指放在子宫后壁握住宫底并按压，右手轻拉脐带，协助娩出胎盘。当胎盘娩出阴道口时，双手捧住胎盘按顺时针或逆时针方向旋转，并轻轻向下、向外牵拉，使胎膜完整娩出。若发现胎膜部分断裂，可用血管钳夹住断裂上端的胎膜，再继续向同一个方向旋转直至胎膜全部娩出。胎盘、胎膜娩出后，按摩子宫促进宫缩，减少阴道流血量。胎盘剥离之前，切忌用力按揉、下压子宫底或牵拉脐带，以免引起胎盘剥离不全而出血。

3）检查胎盘、胎膜

将胎盘铺平，用纱布将母体面血凝块轻轻擦去，先检查胎盘母体面胎盘小叶有无缺损，然后将胎盘提起，检查胎膜是否完整，再检查胎盘胎儿面边缘有无血管断裂，及时发现有无副胎盘，副胎盘为一小胎盘，与正常胎盘分离，但两者间有血管相连。若发现有部分胎盘残留或大部分胎膜残留或有副胎盘，应在无菌操作下，徒手伸入宫腔取出残留组织。若手取胎盘困难，可用大号刮匙刮取残留组织。当确认仅有少许胎膜残留，可给予宫缩剂促其排出。

4）检查软产道

胎盘娩出后，应仔细检查会阴、小阴唇内侧、尿道口周围、阴道、阴道穹隆及子宫颈有无裂伤。若软产道有裂伤，应及时缝合。

5）预防产后出血

正常分娩出血量不超过 300 mL，可在胎儿前肩娩出时，给予缩宫素 10～20 U 加入 25% 葡萄糖液 20 mL 静脉注射或麦角新碱 0.2 mg 静脉注射，促使胎盘剥离，加强宫缩，减少出血。若第三产程超过 30 min，胎盘仍未排出且出血不多，应排空膀胱后，轻轻按压子宫及静脉注射宫缩剂，若仍不能使胎盘剥离排出，应行手取胎盘术。若胎盘娩出后出血量较多,可经下腹部直接在宫体肌壁内注入缩宫素 10 U 或麦角新碱 0.2 mg，并将缩宫素 20 U 加于 5% 葡萄糖液 500 mL 内静脉滴注，以通过加强宫缩减少产后出血。

6）产后观察

产后应留产妇在产房观察 2 h，注意宫缩情况、子宫底高度、阴道流血量、膀胱充盈情况、会阴及阴道有无血肿等，并测量血压、脉搏。若宫缩不良，应按摩子宫，挤压出宫腔内积血，注射缩宫素，以促进宫缩，减少出血。若产妇有肛门坠胀、排便感，多为阴道后壁血肿，应行肛门检查确诊，并及时处理。产后 2 h 无异常，可将产妇送回病房休息，鼓励产妇产后 24 h 排尿。

第二节　异常分娩

一、产力异常

正常宫缩具有节律性、对称性和极性、缩复作用的特点。任何原因引起的宫缩失去节律性、对称性及极性倒置或宫缩强度、频率有改变均为宫缩异常，也称产力异常。另外，运用腹压异常也属产力异常。产力异常是导致难产的重要因素之一。

临床上按宫缩的强度、宫内压力的高低及其协调性，将宫缩异常分类如下。

宫缩乏力：分为协调性（低张性宫缩乏力）宫缩乏力、不协调性（高张性宫缩乏力）宫缩乏力。

宫缩过强：①协调性宫缩过强，包括急产（无阻力）、病理性缩复环（有阻力）。②不协调性宫缩过强，包括强直性宫缩（全部肌肉收缩）、痉挛性缩窄环（局部肌肉收缩）。

（一）宫缩乏力

1. 病因

（1）精神因素

因产妇惧怕分娩疼痛或对胎儿预后顾虑重重，造成心理负担过重、精神紧张或情绪不佳等，干扰了中枢神经系统的正常功能，导致宫缩乏力。

（2）内分泌因素

临产后，产妇体内雌激素、缩宫素、前列腺素、乙酰胆碱分泌不足，孕激素含量下降速度缓慢，子宫对乙酰胆碱敏感性降低等，引起内分泌失调性宫缩乏力。

（3）产道和胎儿因素

骨盆大小及形态异常，胎儿过大或胎位异常，可形成头盆不称，胎先露下降受阻。临产后胎先露部不能紧贴子宫下段和子宫颈部，影响内源性缩宫素的释放及反射性宫缩，致使原属正常的宫缩逐渐减弱，出现继发性宫缩乏力。

（4）子宫因素

子宫因素包括子宫发育不良或畸形，如双角子宫、纵隔子宫、子宫肌纤维发育不良等。多胎妊娠、羊水过多或巨大胎儿使子宫过度膨胀，子宫肌纤维过度伸展而失去正常收缩能力。多次妊娠、分娩、刮宫或曾患急慢性子宫炎症者，可使子宫肌纤维变性，结缔组织增生而影响宫缩。子宫肌瘤使胎先露部下降受阻时，也可诱使宫缩乏力。

（5）药物因素

产程早期使用过量镇静剂、镇痛剂、解痉剂等，如哌替啶、硫酸镁、地西泮和巴比妥等，使宫缩直接受到抑制；或使用宫缩剂的剂量不恰当，引起不协调性宫缩乏力。

（6）其他因素

第一产程后期过早使用腹压向下屏气，也可致宫缩减弱。另外，产妇尿潴留也是影响宫缩不可忽略的因素之一。

2. 临床表现

（1）协调性宫缩乏力

协调性宫缩乏力时，宫缩具有正常的节律性、对称性及极性，但收缩强度弱，宫腔内压 < 15 mmHg，宫缩持续时间短、间隔时间长，又称低张性宫缩乏力。根据

发生时期又可分为原发性和继发性宫缩乏力两种：①原发性宫缩乏力，是从产程一开始就出现宫缩乏力，但需与假临产相鉴别，给予哌替啶 100 mg 肌内注射，孕妇经休息后宫缩消退者为假临产，宫缩不能被抑制者为原发性宫缩乏力。常见于骨盆入口平面头盆不称或胎位不正，胎先露无法衔接，不能紧贴子宫下段及子宫颈反射性引起强有力的宫缩，或子宫发育不良、子宫过度膨胀（如双胎、羊水过多）等。临床常表现为潜伏期延长或活跃早期子宫颈扩张延缓或停滞。②继发性宫缩乏力，出现在产程较晚的时期。产程开始时，宫缩正常，产程进展正常，而当产程进展到一定阶段（多在活跃期或第二产程时）时，宫缩逐渐转弱、稀，胎头下降延缓或阻滞，往往提示中骨盆与骨盆出口头盆不称，常见于漏斗型骨盆狭窄、胎头位置异常（如持续性枕横位或枕后位）等。

（2）不协调性宫缩乏力

不协调性宫缩乏力是指宫缩失去正常的对称性、节律性，尤其是极性，不能产生向下的合力，致使宫缩间歇期子宫不能完全松弛，尽管宫内压力升高，但子宫颈口不能如期扩张，产程进展缓慢，又称为高张性宫缩乏力。产妇自觉宫缩强，腹痛、拒按、极度烦躁。

（3）产程异常

宫缩乏力时，表现在产程图上的异常主要有下述 7 种类型：①潜伏期延长。从临产规律宫缩开始至宫口扩张 6 cm 为潜伏期，一般初产妇不超过 20 h，经产妇不超过 14 h。若超出以上时限称为潜伏期延长。②活跃期延长。活跃期宫口扩张速度＜0.5 cm/h 为活跃期延长。③活跃期停滞。破膜且宫口扩张 ≥ 6 cm 后，宫缩正常，宫口扩张停止 ≥ 4 h，或宫缩欠佳，宫口扩张停止 ≥ 6 h。④第二产程延长。第二产程初产妇超过 3 h，经产妇超过 2 h（未实施硬膜外麻醉者），产程无进展。⑤胎头下降延缓。第二产程，初产妇胎头下降速度＜1 cm/h，经产妇＜2 cm/h。⑥胎头下降停滞。第二产程，胎头下降停止 1 h 以上。⑦滞产。若总产程超过 24 h，称为滞产。以上 7 种产程图异常可单独或合并存在。

3. 对母儿的危害

（1）宫缩乏力对母体的影响

由于宫缩乏力，产程延长，产妇往往休息不好，体力消耗大，进食少，易发生酸中毒、肠胀气、尿潴留等。若产程延长伴胎膜破裂时间较长，且有多次肛门检查、阴道检查，易发生细菌上行性感染。因胎位不正或骨盆狭窄造成胎先露持续不下降，分娩梗阻，严重时子宫下段极度拉长、出现病理性缩复环并伴局部压痛。盆底组织受压过久，尤其在耻骨联合与胎先露之间的膀胱受压可引起膀胱组织缺血、坏死，可能发生膀胱阴道瘘。宫缩乏力尚可引起产后出血和产褥感染。

（2）宫缩乏力对胎儿、新生儿的影响

胎头长时间在产道中受到挤压，可引起胎头水肿（又称产瘤），严重时可造成骨膜下血管破裂，发生胎头血肿。产程延长伴有胎膜破裂过久、羊水流尽，致使胎儿紧贴子宫壁受压，可影响胎儿胎盘循环，可能引起胎儿宫内窘迫，或引起阴道上行性感染。胎儿宫内感染者出生后可发生新生儿败血症、新生儿肺炎等严重并发症。胎儿宫内缺氧还可造成颅内出血，可能影响日后胎儿的智力发育。宫缩乏力产程延长者除需剖宫产以外，阴道手术助产率也相应增加，可能加大新生儿产伤的发生率。

（二）宫缩过强

宫缩过强远比宫缩乏力少见，但也不应忽视。

1. 协调性宫缩过强

协调性宫缩过强系指宫缩的节律性、对称性及极性均正常，但强度过大、频率过高，间隔 1 ~ 2 min 有 1 次宫缩，宫腔内压常大于 60 mmHg。

2. 不协调性宫缩过强

（1）子宫强直性收缩

子宫强直性收缩指子宫颈内口以上的子宫肌肉处于持续性强直性收缩状态，多系分娩发生梗阻、缩宫素应用不当、过度刺激或胎盘早剥血液浸润肌层所引起。临床表现为宫缩极为强烈，持续性腹痛，宫缩间歇时间短或无间歇期。若合并产道梗阻，当子宫体部肌肉强烈收缩，下段明显地被动拉长形成病理性缩复环时，可发生子宫破裂、严重的急性胎儿宫内窘迫。

（2）子宫痉挛性狭窄环

子宫痉挛性狭窄环为子宫局部肌肉痉挛性不协调收缩时形成的环状狭窄，狭窄环常围绕胎体某一狭窄部位（如胎颈、胎腰）或子宫上下段交界处。腹部检查时不易扪清此环，阴道检查可在子宫腔内面扪及较硬而无弹性的环状狭窄。其发生原因尚不清楚，偶见于产妇精神紧张、过度疲劳、早期破膜、不适当地应用宫缩剂或粗暴的宫腔内操作后。

（三）治疗措施

1. 宫缩乏力

根据产程不同阶段予以相应处理。

1）协调性宫缩乏力

（1）第一产程异常

一般处理：首先应寻找宫缩乏力的原因，仔细评价骨盆及胎儿大小，了解有无头盆不称及胎位异常。其次应查明宫缩是否协调。若无头盆不称或明显的胎位异常，对于潜伏期出现的宫缩乏力可肌内注射哌替啶 100 mg，一般产妇休息 2 ~ 4 h，常可恢复正常宫缩。此时若胎膜未破，可用温热肥皂水灌肠，既可排出粪便、积气，又可刺激肠蠕动，反射性刺激宫缩。同时，该阶段肌内注射哌替啶还可鉴别是否为假临产，若宫缩逐渐转稀、弱，甚至消失，可能是假临产，应继续严密观察。若有明确的头盆不称，则应行剖宫产终止妊娠，不宜试产。

人工破膜：宫口扩张 ≥ 3 cm，无头盆不称，胎头已衔接而产程延缓者，可行人工破膜。人工破膜后胎先露直接压迫子宫下段及子宫颈内口，刺激子宫颈旁神经丛，反射性地促使内源性缩宫素及前列腺素释放而加强宫缩。破膜时间应选在两次宫缩之间，以免羊水流出过速致脐带脱垂。人工破膜后，术者手指应停留在阴道内经过1～2次阵发性宫缩，若无脐带脱垂方可将手指取出，若发生脐带脱垂应立即就地行剖宫产术抢救胎儿，同时注意观察羊水量及其性状、胎心变化。

缩宫素静脉滴注：若人工破膜后宫缩仍不理想，可用缩宫素静脉滴注以加强宫缩。常规用缩宫素 2.5 U 加于 0.9% 氯化钠液 500 mL 内混匀，从 4～5 滴 / 分开始，以后根据宫缩情况调节滴速，滴速不宜超过 60 滴 / 分，直至保持宫缩呈中等强度（维持宫腔内压 50～60 mmHg），持续 40～60 s，间隔 2～3 min。静脉滴注缩宫素过程中必须有专人守护或电子胎儿监护仪连续监护。

有下列情况者禁用缩宫素：①明显头盆不称及胎位异常。②子宫过度膨胀而胎膜未破者，如双胎、羊水过多、巨大胎儿。③孕妇严重心肺功能不全。④曾做过子宫手术，如剖宫产或子宫肌瘤剔除术后，子宫上有较大瘢痕者。⑤胎儿宫内窘迫。

一般经人工破膜和（或）缩宫素静脉滴注后，只要没有胎位不正或胎儿较大致继发性宫缩乏力，骨盆大小正常者，产程均能正常进展，胎儿可经阴道分娩。

活跃期宫口开大 7～8 cm 时，胎方位仍为枕横位或枕后位，在严密观察下加强产力后，部分可转至枕前位而经阴道分娩。若胎方位持续为枕横位或枕后位，甚至徒手旋转胎头仍不能将其转至枕前位，产程无进展者，宜行剖宫产终止妊娠。

（2）第二产程异常

仅出现宫缩乏力，造成第二产程延长，无中骨盆或出口狭窄或胎位异常者，应视胎头位置高低区别对待。具体如下：①胎头高位已达 +3 或以下者可用产钳或胎头吸引器助产。②胎头高位在 +2 以下未达 +3，第二产程未达 2 h 者，可静脉滴注缩宫素加强宫缩，并指导产妇正确使用腹压，争取经阴道分娩。③胎头高位在 +2 或以上，颅骨重叠明显，颅顶部产瘤形成，考虑有相对头盆不称存在，估计短期内难以经阴道分娩者，应尽早剖宫产终止妊娠。④第二产程已达 1 h，仍未见胎头拨露者，应行阴道检查，及早了解有无头盆不称、胎先露高低及有无产瘤。有头盆不称，胎头位置尚高，有产瘤形成者，应立即行剖宫产。否则应加强产力，促进胎头下降。

（3）第三产程异常

宫缩乏力者易发生产后出血，故应着重防止产后出血。胎儿前肩娩出于阴道口时，即可静脉推注缩宫素 10～20 U 加入 25% 葡萄糖液 20 mL 内静脉推注，以预防产后出血。凡破膜时间超过 12 h、总产程超过 24 h、多次行肛门检查或阴道助产操作者，应用抗生素预防感染。

2）不协调性宫缩乏力

不协调性宫缩乏力临床不多见，处理原则为给予有效镇静剂，如哌替啶 100 mg 肌内注射，以抑制不正常宫缩。产妇休息后，一般产力多可恢复正常，使产程进展至分娩。若宫缩仍不能恢复正常，产程无进展，宜立即行剖宫产术。

2. 宫缩过强

1）协调性宫缩过强

当宫缩过强，产道阻力又不大时，可使胎儿娩出过速，发生急产。初产妇可因子宫颈、阴道、会阴在短期内不能充分扩张而造成严重软产道撕裂，产后又可因子宫肌纤维缩复不良而发生产后出血。由于接产准备不及时，消毒不严，可引起产褥感染。宫缩过强、过密可影响子宫胎盘血流灌注，引起急性胎儿宫内窘迫甚至死亡。胎儿娩出过快还可致新生儿颅内出血。有急产史（包括家族有急产史）者应提前住院待产，临产后慎用宫缩剂及各种加强宫缩的措施，包括灌肠、人工破膜等。提前做好接产及抢救新生儿的准备。

若存在产道梗阻或瘢痕子宫，宫缩过强可能导致出现病理性缩复环，甚至出现子宫破裂。应立即采取紧急抑制宫缩的措施，尽快行剖宫产术，否则将发生子宫破裂，危及母儿生命。

2）不协调性宫缩过强

发生子宫强直性收缩或子宫痉挛性狭窄环时，应当停止阴道内操作及停用宫缩剂。给予吸氧的同时应用宫缩抑制剂，如特布他林或硫酸镁等，必要时使用哌替啶。若宫缩恢复正常，则等待自然分娩或阴道助产；若宫缩不缓解，已出现病理性缩复环而宫口未开全，胎头位置较高或出现胎儿窘迫征象者，应立即行剖宫产术。

二、产道异常

（一）概述

产道是分娩过程中胎儿必经的通道，由骨产道（骨盆腔）和软产道（子宫下段、子宫颈、阴道及骨盆底软组织）组成。产道异常包括骨产道异常及软产道异常，临床上以骨产道异常多见，可使胎儿娩出受阻。骨产道异常可表现为骨盆形态的变异、不对称或骨盆腔不同程度的狭窄。严重骨盆狭窄或畸形时，孕期检查多已经被发现和重视，而临界性骨盆狭窄在产前检查中则不易被发现，若产力正常，胎儿小，可经阴道分娩，若胎儿大小正常或较大或伴胎位异常，即使产力正常，也可导致难产，这是临床中导致难产的常见原因，若处理不当，对母儿危害均较大，故更应引起重视。常见的软产道异常如阴道纵隔、阴道横隔、双子宫、双角子宫和阴道壁囊肿等，在妊娠早期检查时多能发现，对其分娩方式已经有所评估。

（二）骨产道异常

1. 分类

1）发育性骨盆异常

骨盆在发育过程中，受种族、遗传、营养等因素的影响，其形态、大小可发生变异，通常将骨盆分为四种类型，即女型、男型、扁平型和类人猿型。实际上完全符合这四种形态的骨盆并不多见，大多数为它们的混合型。四种骨盆基本形态的特点如下。

（1）女型骨盆

女型骨盆常见，即所谓正常型骨盆。骨盆入口横径较前后径略长，呈横椭圆形。中骨盆侧壁垂直，坐骨棘不突，坐骨棘间径 ≥ 10 cm，耻骨弓较宽，呈 90° ~ 100° 角。骶骨属中弧或浅弧形，出口前后径及横径正常，利于阴道分娩。

（2）男型骨盆

骨盆入口略呈三角形，横径略大于前后径，两侧壁内聚，坐骨棘突出，耻骨弓较窄，出口前后径及横径均小，不适合阴道分娩。这种类型骨盆最不利于胎头衔接，胎头多以枕横位或枕后位入盆，因中骨盆前后径及横径均短小，不利于胎头旋转和下降，故出现持续性枕横位或枕后位，常需剖宫产结束分娩。

（3）扁平型骨盆

骨盆入口呈扁椭圆形，入口前后径短，横径长，坐骨棘不突或稍突，耻骨弓宽，骶骨为直形或深弧形。出口横径长，前后径较短。胎头常以枕横位入盆，一旦通过入口平面，分娩即有可能顺利进行。

（4）类人猿型骨盆

骨盆入口呈卵圆形，入口前后径较横径长，骨盆两侧壁稍内聚，坐骨棘较突出，耻骨弓较窄，骶骨多为上凸型，出口前后径增长，横径缩短。胎头常以枕后位入盆，并持续于枕后位，若产力好，胎头下降至盆底可转为直后位娩出。

2）疾病或损伤所致骨盆异常

（1）佝偻病骨盆

由儿童期维生素 D 供应不足或长期不晒太阳所致，现已极少见。骨盆主要特征为：骶骨宽而短，因集中承受自身躯干重量的压力而前倾，骶岬向骨盆腔突出使骨盆入口平面呈横肾形，前后径明显变短。若骶棘韧带松弛，则骶骨末端后翘，仅入口平面前后径缩短；若骶棘韧带坚实，则骶骨呈深弧形或钩形，使入口平面及出口平面前后径均缩短；骨盆侧壁直立甚至外展，出口横径增大。佝偻病骨盆变形严重，对分娩极为不利，故不宜试产。

（2）骨软化病骨盆

维生素 D 缺乏发生于骨骺已闭合的成年人时称为骨软化病。骨盆主要特征为：因受躯干重量的压力和两侧股骨向上内方的支撑力，以及邻近肌群、韧带的牵拉作用，骨盆发生高度变形，但不成比例；骨盆入口前后径、横径均缩短而呈"三叶草"状，中骨盆平面显著缩小，出口前后径也严重缩小。胎儿完全不能经阴道分娩，只能行剖宫产术。骨软化病骨盆现已极为罕见。

（3）骨折后骨盆

骨折后骨盆多发生于车祸或跌伤后。严重骨盆骨折愈合后可后遗骨盆畸形及明显骨痂形成，妨碍分娩进程。骨盆骨折愈合后骨盆摄片很重要，可为今后能否经阴道分娩提供依据。妊娠后，应仔细检查骨盆有无异常。决定试产应慎重。

（4）骨盆肿瘤

骨盆肿瘤少见，一般多为恶性，可见于骨盆后壁近骶髂关节处，肿瘤向盆腔突出，产程中可阻碍胎头下降，造成难产。

（5）脊柱病变性畸形骨盆

脊柱病变性畸形骨盆包括两种：①脊柱后凸（驼背）性骨盆。后凸部位不同对骨盆影响也不同，病变位置越低，对骨盆影响越大。若后凸发生在胸椎，则对骨盆无影响；若后凸发生在胸、腰部以下，可引起中骨盆平面缩小，出口前后径横径均缩短，形成典型漏斗形骨盆。②脊柱侧凸性骨盆。若脊柱侧凸累及脊柱胸段以上，对骨盆无影响；若脊柱侧凸发生在腰椎，则骶骨向对侧偏移，使骨盆偏斜、不对称而影响分娩。

（6）髋关节及下肢病变性骨盆

髋关节炎（多为结核性）、小儿麻痹症后遗下肢肌肉瘫痪与萎缩、膝或踝关节病变等，如在幼年发病可引起跛行，步行时因患肢缩短或疼痛而不能着地，由健肢承担全部体重，结果形成偏斜骨盆。妊娠后，偏斜骨盆对分娩不利。

2. 诊断

临产前，应仔细检查骨盆有无异常，若有头盆不称，应及早作出诊断，以便决定恰当的分娩方式。

（1）病史

对初产妇应详细询问既往病史，尤其询问有无可引起骨盆异常的疾病或外伤，如佝偻病、骨结核及骨折等。对产妇还应详细了解既往妊娠史及分娩史，若有不良分娩史，应慎重考虑分娩方式。

（2）体格检查

①一般检查。注意观察孕妇身高、体型、步态。②骨盆外测量。通过骨盆外测量虽不能准确了解骨盆内腔的实际大小，但可初步了解骨盆形态和大小，对发现明显的骨盆异常有参考价值。③肛门检查或阴道检查。可了解骨盆中下段情况，发现有无骨盆内腔异常。

3. 处理

骨盆绝对性狭窄已很少见，临床多见的是骨盆临界性或相对性狭窄。分娩时应明确狭窄骨盆的类型和程度，了解产力、胎方位、胎儿大小、胎心率、宫口扩张程度、胎先露下降程度、破膜与否，同时结合年龄、产次、既往分娩史进行综合分析、判断，决定分娩方式。

（三）软产道异常

软产道包括子宫下段、子宫颈、阴道等。软产道异常也可致难产，但远比骨产道异常所致难产少见，易被忽略。妊娠早期必须常规行妇科检查，以排除明显的生殖道及盆腔异常。

1. 阴道异常

（1）阴道纵隔

阴道纵隔包括完全和不完全纵隔，常伴有双子宫及双宫颈畸形。完全纵隔由外阴延伸至子宫颈，不完全纵隔更多见，分上部及下部。不完全纵隔常可妨碍胎头下降，若纵隔薄可自然破裂而对分娩无阻碍，但纵隔较厚时则需将其剪断，待胎儿娩出后再切除剩下的纵隔，可吸收缝合线锁边或间断缝合残端止血。完全纵隔一般不导致难产，胎头下降过程中能逐渐将半个阴道充分扩张后通过。

（2）阴道横隔

阴道横隔多位于阴道上、中段，临产后肛门检查可能将横膈中央之孔误认为子宫颈外口，但仔细检查可发现子宫颈口位于横膈水平之上。尤其在临产一段时间后，产力强，胎头位置较低，而"宫颈"不扩张时，应想到此种先天异常的可能，阴道检查有助于确诊。若横膈高且坚厚，阻碍胎先露部下降，则需先行剖宫产术终止妊娠。

（3）阴道肿块

较小的阴道壁囊肿一般不妨碍分娩。囊肿较大时可阻碍胎先露部下降，需在消毒后穿刺囊肿吸出内容物，产后再做处理。阴道实性肿瘤如纤维瘤、上皮癌、肉瘤阻碍胎先露部下降而又不能经阴道切除者，一般需行剖宫产。

2. 子宫颈异常

（1）子宫颈瘢痕

子宫颈深部电灼、电熨、锥形切除或粗暴的子宫颈扩张术后，以及子宫颈裂伤修补术后、感染等所致的子宫颈瘢痕、硬结，一般在妊娠后可软化，多不影响分娩。若临产后子宫颈扩张延缓或阻滞，宜尽早行剖宫产术。

（2）子宫颈水肿

扁平型骨盆、骨盆狭窄、胎头位置不正、产妇过早屏气或宫缩不协调，可致产程延长，子宫颈在胎头与骨盆前壁之间受压时间较长，局部血液循环受阻，引起子宫颈水肿，扩张延缓，长时间压迫可使分娩停滞。应嘱产妇在宫口开全前不要用力屏气，于子宫颈两侧注射0.5%利多卡因5~10 mL，短期观察2~3 h，若宫口扩张仍停滞则提示有头盆不称，宜剖宫产终止妊娠，若宫口已近开全，胎先露高位已为+2以下，仅为子宫颈前唇水肿，可在消毒后用手将水肿的子宫颈前唇于宫缩时向胎头上方轻轻推移，使子宫颈前唇退缩至胎头后，待其经阴道分娩。上推子宫颈前唇时绝不可用暴力，以免子宫颈裂伤出血。

（3）子宫颈癌

妊娠合并子宫颈癌临床虽少见，却是产科严重的并发症。因子宫颈癌变组织硬而脆，易发生子宫颈裂伤、出血、压迫坏死、感染等危险，故必须行选择性剖宫产术。如条件许可，取出胎儿后可行广泛子宫切除术、盆腔淋巴结清扫术，否则应于剖宫产术后2~4周行放疗。妊娠早期应常规行妇科检查，以便早期发现和处理。妊娠早、中期出现反复阴道流血，白带有臭味，应考虑子宫颈癌。一旦确诊，无论病变轻重，均应及时终止妊娠，视子宫颈癌的分期决定治疗方案。

3. 子宫异常

1) 先天性子宫畸形

子宫畸形合并妊娠者并不少见，且常伴有泌尿道畸形。

（1）双角子宫、纵隔子宫

双角子宫、纵隔子宫妊娠者较为常见，易发生流产及早产。临床有时很难区分这两种畸形。双角子宫底部呈马鞍形，两角部较突起，而纵隔子宫外观正常，两者均可因宫腔形态异常而致胎位异常，但一般不影响产力。附着于子宫纵隔处的胎盘常不易自然剥离或剥离不全，产后出血多，需行人工剥离。凡怀疑双角子宫或纵隔子宫者，产后均应行宫腔探查以明确诊断。

（2）双子宫

双子宫一侧妊娠时，另一侧未孕子宫稍增大，但一般不致引起产道梗阻。由于子宫形态狭长，故臀位多见。双子宫发育欠佳，常不能足月产，且分娩时可因子宫发育不良而致宫缩乏力或宫口扩张困难，产程延长，因此多需行剖宫产。

（3）单角子宫

因一侧 Mullerian 管发育不良，另一侧发育正常而形成的单角子宫。妊娠后胎位多为臀位，常易发生流产或早产。因子宫发育不良，临产后可有宫缩乏力、产程延长，容易发生子宫破裂，故多需行剖宫产。

2) 妊娠子宫过度前屈

孕妇腹直肌分离、腹壁过度松弛、驼背或骨盆倾斜度过大均可使子宫过度前屈，形成悬垂腹。常发生胎头不入盆，容易胎膜早破，临产后宫口扩张缓慢，胎头紧贴子宫颈后壁而影响产程进展。妊娠期可用腹带包裹腹部，临产后将臀部抬高，以利于胎头入盆。

3) 子宫肌瘤

妊娠期间子宫肌瘤会生长增大，对分娩的影响与其大小和生长部位有关。子宫肌壁间肌瘤可使宫缩乏力、产程延长；子宫颈肿瘤、子宫下段肌瘤或嵌顿于盆腔内的浆膜下肌瘤均可阻碍分娩进程，致梗阻性难产，宜行剖宫产术。若肌瘤小，位于骨盆入口以上，胎头已入盆，一般不致发生分娩梗阻。剖宫产术中一般不切除肌瘤，除非为带蒂浆膜下肌瘤，则可予摘除。既往做过子宫肌瘤切除术者有可能在分娩时发生瘢痕破裂，应密切观察产程。子宫瘢痕较大，切除子宫肌瘤时进入子宫腔者应行选择性剖宫产术，术中警惕宫缩乏力致出血。

4. 卵巢肿瘤

妊娠合并卵巢肿瘤多为良性，恶性者仅占 2%。卵巢良性肿瘤中以成熟畸胎瘤和黏液性囊腺瘤多见，各占 1/4。妊娠合并卵巢肿瘤多于妊娠 3 个月左右或产褥期发生蒂扭转，若卵巢肿瘤阻塞产道，可致囊肿破裂，甚至子宫破裂，应及时行剖宫产术，同时行卵巢肿瘤切除术。妊娠期确诊卵巢肿瘤，应择期在妊娠 4 个月行肿瘤切除术。

第五章　分娩并发症

第一节　产后出血

产后出血是指胎儿娩出后 24 h 内，阴道分娩者出血量 ≥ 500 mL，剖宫产者 ≥ 1 000 mL。产后出血是分娩期严重的并发症，居我国产妇四大死亡原因之首。产后出血的发病率占分娩总数的 5% ~ 10%，由于测量和收集血量的主观因素较大，临床上对阴道出血量的估计往往少于实际出血量，因此产后出血的实际发病率更高。

一、病因

产后出血的原因可分为宫缩乏力、胎盘因素、软产道裂伤及凝血功能障碍。这些因素可互为因果，相互影响。

（一）宫缩乏力

胎儿娩出后，子宫肌收缩和缩复对肌束间的血管能起到有效的压迫作用。凡影响子宫平滑肌收缩和缩复功能的因素，均可引起宫缩乏力性产后出血。常见因素有以下几种。

1. 全身因素

产妇精神极度紧张，对分娩过度恐惧，尤其对阴道分娩缺乏足够信心；临产后过多使用镇静药、麻醉药或宫缩抑制药；合并慢性全身性疾病；体质虚弱、严重营养不良等均可引起宫缩乏力。

2. 产科因素

产程延长使产妇体力消耗过多，可引起宫缩乏力。前置胎盘、胎盘早剥、妊娠高血压综合征、严重贫血、宫腔感染等产科并发症可使子宫肌层发生水肿或渗血而引起宫缩乏力。

3. 子宫因素

子宫肌纤维发育不良，如子宫畸形或子宫肌瘤；子宫纤维过度伸展，如巨大胎儿、多胎妊娠、羊水过多；子宫肌壁受损，如有剖宫产史、子宫肌瘤切除史、子宫穿孔史、子宫手术史，产次过多、过频等，均可引起宫缩乏力。

（二）胎盘因素

根据胎盘剥离情况，引起产后出血的胎盘因素有以下几种。

1. 胎盘滞留

胎儿娩出后，胎盘应在 15 min 内排出体外。若 30 min 仍不排出，可影响胎盘剥离面血窦的关闭，导致产后出血。常见的情况有：①胎盘剥离后，膀胱充盈等因素，使胎盘滞留在宫腔内，影响宫缩。②胎盘剥离不全。多因在第三产程时胎盘完全剥离前过早牵拉脐带或按压子宫，使已剥离的部分血窦开放而出血不止。③胎盘嵌顿。第三产程子宫发生局限性环形缩窄及增厚，将已剥离的胎盘嵌顿于子宫腔内，多导致隐性出血。

2. 胎盘粘连

胎盘粘连指胎盘绒毛黏附于子宫肌层表面不能自行剥离。多次人工流产、子宫内膜炎或蜕膜发育不良等是常见原因。若完全粘连，一般出血不多；若部分粘连，则已剥离面血窦开放而胎盘滞留部分影响宫缩，造成产后严重出血。

3. 胎盘植入

胎盘植入指胎盘绒毛植入子宫肌层。部分植入时血窦开放，出血不易止住。

4. 胎盘胎膜残留

多为部分胎盘小叶或副胎盘残留在宫腔内，有时部分胎膜留在宫腔内也可影响宫缩导致产后出血。

胎盘粘连、植入及胎盘胎膜残留的发生率随着剖宫产率的增加而逐年上升，应引起足够的重视。

（三）软产道裂伤

分娩过程中软产道裂伤，常与下述因素有关：①会阴组织弹性差。②急产、产力过强、巨大胎儿。③阴道手术助产操作不规范。④会阴切开缝合时，止血不彻底，子宫颈或阴道穹隆的裂伤未能及时发现。

（四）凝血功能障碍

产妇凝血功能障碍见于：①与产科有关的并发症所致，如羊水栓塞、妊娠期高血压疾病、胎盘早剥及死胎滞留过久均可并发 DIC。②产妇合并血液系统疾病，如原发性血小板减少、再生障碍性贫血等。由于凝血功能障碍，可造成产后切口及子宫血窦流血不止，难以控制，特征为血液不凝。

二、临床表现

产后出血主要表现为阴道流血过多及失血引起的并发症，如休克、贫血等，其临床症状取决于失血量及贫血的程度，不同原因所致的产后出血其临床表现不同。胎儿娩出后立即出现阴道流血，应先考虑软产道裂伤；胎儿娩出几分钟后开始流血，应考虑为胎盘因素，胎盘娩出后出现流血，其主要原因为宫缩乏力或胎盘、胎膜残留；若阴道出血呈持续性，且血液不凝，应考虑凝血功能障碍引起的产后出血；子宫动脉阴道支断裂可形成阴道血肿，产后未见阴道大出血，但产妇有失血的症状和体征，尤其产妇诉说阴道疼痛时，应考虑隐匿性软产道损伤。

由于正常妊娠期血容量增加 40% ~ 45%，因此孕妇多可耐受失血，当阴道流血量较多时，产妇可出现休克症状，如头晕、面色苍白、脉搏细数、血压下降等。

三、诊断

产后出血容易诊断，但临床上对阴道出血量的估计往往偏少。测定出血量的方法有：①称重法。将分娩后所用敷料称重减去分娩前敷料重量，再除以血液比重（1.05 g/mL），即为失血量。②容积法。用专用的产后接血容器，将所收集的血用量杯测量。③面积法。将血液浸湿的面积按 10 cm × 10 cm 为 10 mL、15 cm × 15 cm 为 15 mL 计算。上述 3 种方法的测定可因不同的测定人员而产生一定的误差。

根据阴道出血的时间、量和胎儿、胎盘娩出的关系，可初步判断造成产后出血的原因。有时产后出血的几个原因可互为因果关系。

（一）宫缩乏力

胎盘娩出后，子宫缩小至脐平或脐下一横指。子宫呈圆球状，质硬，血窦关闭，出血停止。宫缩乏力时，宫底升高，子宫质软，呈水袋状。宫缩乏力分为原发性和继发性，有直接原因和间接原因，对于间接原因造成的宫缩乏力，应及时去除原因。按摩子宫或用宫缩剂后，子宫变硬，阴道流血减少或停止，是宫缩乏力与其他原因导致产后出血的重要鉴别点。

（二）胎盘因素

胎儿娩出后 30 min 胎盘仍未娩出，为第三产程延长。多数胎盘在胎儿娩出后 15 min 内自行娩出，如果胎盘在胎儿娩出后 30 min 内未娩出，并有大量阴道流血，应考虑胎盘因素，如胎盘部分剥离、胎盘粘连、胎盘嵌顿等。胎盘残留是产后出血的常见原因，故胎盘娩出后应仔细检查胎盘、胎膜是否完整，尤其应注意胎盘胎儿面有无断裂血管，警惕副胎盘残留的可能。

（三）软产道裂伤

胎儿娩出后，立即出现阴道持续流血，应考虑软产道损伤，应该仔细检查软产道。

1. 子宫颈裂伤

产后应仔细检查子宫颈，初产妇子宫颈两侧（3、9 点处）较易出现裂伤，裂口一般不超过 1 cm，通常无明显活动性出血。有时破裂深至穹隆，伤及子宫动脉分支，可有活动性出血。胎盘娩出后，用两把卵圆钳钳夹子宫颈并向下牵拉，从子宫颈 12 点处起顺时针检查一周。有时子宫颈裂口可向上延伸至子宫体，向两侧延至阴道穹隆及阴道旁组织。

2. 阴道裂伤

检查者用中指、示指压迫会阴切口两侧，仔细查看会阴切口顶端及两侧有无损伤及损伤程度，有无活动性出血。阴道下段前壁裂伤出血活跃，上段裂伤根据深度不同可分为完全性阴道裂伤和不完全阴道裂伤。

3. 会阴裂伤

会阴裂伤按损伤程度分为 4 度。Ⅰ度指会阴部皮肤及阴道入口黏膜撕裂，一般出血不多；Ⅱ度指裂伤已达会阴体筋膜及肌层，累及阴道后壁黏膜，甚至向阴道后壁两侧沟延伸并向上撕裂，使原解剖结构不易辨认，出血较多；Ⅲ度指裂伤向会阴深部扩展，肛门外括约肌已断裂，直肠黏膜尚完整；Ⅳ度指肛门、直肠和阴道完全贯通，直肠肠腔外露，组织损伤严重，出血量可不多。

（四）凝血功能障碍

若产妇有血液系统疾病或由于分娩引起 DIC 发生等情况，产妇表现为持续性阴道流血，血液不凝，止血困难，同时可出现全身多部位出血灶。根据病史、出血特点、血小板计数、凝血酶原时间、纤维蛋白原等凝血功能检查，可以作出诊断。

四、处理

产后出血的处理原则为针对原因迅速止血，补充血容量，纠正休克及防治感染。

（一）宫缩乏力

加强宫缩是最迅速有效的止血方法。

1. 去除引起宫缩乏力的原因

若由全身因素引起宫缩乏力，则改善全身状态；若为膀胱过度充盈，应行导尿等。

2. 按摩或按压子宫

助产者一手在腹部按摩子宫底（拇指在前，其余四指在后），同时压迫子宫底，将子宫内积血压出，按摩必须均匀而有节律。若无效，可采用腹部 - 阴道双手压迫子宫法，即一手握拳置于阴道前穹隆顶住子宫前壁，另一手在腹部按压子宫后壁使子宫体前屈，双手相对紧压子宫并进行节律性按摩。按压时以子宫恢复正常收缩为止，按摩时注意无菌操作。子宫按摩通常是非常有效的。

3. 应用宫缩剂

①缩宫素 10 U 肌内注射或子宫颈注射，或 10 ~ 20 U 加于晶体液 500 mL 中静脉滴注。②麦角新碱 0.2 mg 肌内注射或静脉注射，心脏病、妊娠高血压疾病者慎用。③当缩宫素及麦角新碱无效时，应尽早使用前列腺素类药物，如米索前列醇 200 ~ 600 μg 舌下含服或顿服；卡前列素氨丁三醇，起始剂量 250 μg，深部肌内注射或子宫肌层注射。

4. 宫腔纱条填塞

用特制的长 1.5 ~ 2.0 m、宽 7 ~ 8 cm 的无菌不脱脂棉纱条塞入宫腔止血。操作时助手在腹部固定子宫，术者用卵圆钳将纱布条送入宫腔内，自宫底由内向外填紧，留有空隙可造成隐性出血。填塞后 24 ~ 48 h 取出纱布条，警惕感染，取出纱条前，应先使用注宫缩剂 10 U。

5. 结扎盆腔血管

经上述积极处理，出血仍不止，为抢救产妇生命，可经阴道结扎子宫动脉上行支，如无效可经腹做子宫动脉上行支结扎，必要时行髂内动脉结扎及卵巢动脉子宫支结扎术。

6. 经导管动脉栓塞术

在放射科医生协助下，行股动脉穿刺插入导管至髂内动脉或子宫动脉，注入吸收性明胶海绵颗粒栓塞动脉，栓塞剂可于 2 ~ 3 周被吸收，血管复通。髂内动脉栓塞术仅适用于产妇生命体征稳定时进行。

7. 切除子宫

经积极治疗仍无效，出血可能危及产妇生命时，应行次全子宫切除术或全子宫切除术，以挽救产妇生命。

（二）胎盘滞留

怀疑有胎盘滞留，应立即做宫腔检查。若胎盘已剥离，则迅速将剥离的胎盘取出；若胎盘粘连，切忌暴力牵拉脐带以免子宫内翻，可一手按压子宫底，另一手轻轻伸入宫腔，徒手剥离胎盘，要注意植入性胎盘。若剥离胎盘困难，切忌粗暴强行剥离，据报道，25% 的产妇死于因胎盘粘连而手法强行剥离胎盘，所以一般以手术切除子宫为宜。对残留胎盘或胎膜者可行钳刮术或刮宫术。

（三）软产道裂伤

处理软产道裂伤一方面应彻底止血，另一方面应按解剖层次缝合。子宫颈裂伤＜ 1 cm 且无活动性出血，则不需缝合；若有活动性出血且裂伤＞ 1 cm，则应缝合。缝合的第一针要超过裂口顶端 0.5 cm，间断缝合至距子宫颈外侧端 0.5 cm 处结束，以减少子宫颈口狭窄的可能。若裂伤累及子宫下段，缝合时应注意避免损伤膀胱及输尿管，必要时经腹修补。修补阴道裂伤和会阴裂伤，应注意解剖层次的对合，第一针也要超过顶端 0.5 cm，缝合时不能留有无效腔，避免缝线穿过直肠黏膜。外阴、阴蒂的损伤，应用细丝线缝合。软产道血肿形成应切开并清除血肿，彻底止血、缝合，必要时可放置引流条引流。

（四）凝血功能障碍

首先应排除宫缩乏力、胎盘因素、软产道裂伤引起的出血，然后积极输新鲜全血、血小板、纤维蛋白原或凝血酶原复合物、凝血因子等。若已并发 DIC，则按 DIC 处理。

五、预防

加强围生期保健，严密观察及正确处理产程，可以降低产后出血的发生率。

（一）重视产前保健

加强孕前及孕期妇女保健工作，对于有凝血功能障碍和可能影响凝血功能疾病的患者，应积极治疗后再受孕，必要时应于早孕时终止妊娠。

对存在产后出血危险因素的孕妇，如多胎妊娠、巨大胎儿、羊水过多、子宫手术史、子宫畸形、妊娠期高血压疾病、妊娠合并血液系统疾病及肝病等，要加强产前检查，提前入院。宣传计划生育，减少人工流产次数。

（二）提高分娩质量

严密观察及正确处理产程。第一产程：合理使用宫缩剂、引产药物和镇静药。注意产妇饮食，防止产妇疲劳和产程延长。第二产程：根据胎儿大小掌握会阴后 – 侧切开时机，认真保护会阴，阴道检查及阴道手术应规范、轻柔，正确指导产妇屏气及使用腹压，避免胎儿娩出过快。第三产程：是预防产后出血的关键，不要过早牵拉脐带，胎儿娩出后，若无出血，可等待 15 min，若有出血应立即查明原因，及时处理。胎盘娩出后要仔细检查胎盘、胎膜，并认真检查软产道有无撕裂及血肿。

（三）加强产后观察

产后 2 h 是产后出血发生的高峰期。产妇应在产房中观察 2 h，会阴后 – 侧切开缝合后要注意观察有无血肿。要仔细观察产妇的生命体征、宫缩情况及阴道流血情况，发现异常及时处理。离开产房前要鼓励产妇排空膀胱，鼓励产妇与新生儿早接触、早吸吮，以便能反射性引起宫缩，减少产后出血。

第二节　子宫破裂

子宫破裂是指子宫体部或子宫下段发生破裂，为妊娠晚期和分娩期严重的并发症，如延误治疗可造成母儿死亡。

一、病因及分类

子宫破裂比较常见的原因为急产、多产、外伤、臀位助产及前次剖宫产史和肌瘤切除所致的瘢痕子宫。诊断性刮宫或宫腔镜手术时子宫穿孔及不合理应用可卡因也可导致子宫破裂。近年来，剖宫产率的增加、前列腺素使用不当及剖宫产术后瘢痕子宫再次妊娠阴道分娩也是导致子宫破裂的原因，另外，自发性子宫破裂也时有发生。分类如下。

（一）按子宫肌壁的完整性分类

1. 完全性子宫破裂

完全性子宫破裂指子宫肌壁全层破裂，使宫腔与腹腔相通。

2. 不完全性子宫破裂

不完全性子宫破裂指子宫肌层全部或部分破裂，浆膜层尚未穿破，宫腔与腹腔未相通，胎儿及其附属物仍在宫腔内。

（二）按是否有子宫瘢痕分类

1. 瘢痕子宫破裂

瘢痕子宫破裂占87.1%。主要与前次剖宫产术式有关。美国妇产科医师学会（ACOG）研究表明，在剖宫产术后瘢痕子宫再次妊娠阴道分娩试产中，前次剖宫产术式为子宫经典切口或T形切口者子宫破裂发生率为4%～9%，子宫下段纵切口者子宫破裂发生率为1%～7%，而子宫下段横切口者子宫破裂发生率仅为0.1%～1.5%。究其原因，是子宫体和子宫下段的组织构成不同（子宫体部含有60%平滑肌和20%结缔组织，而子宫下段则含有80%的结缔组织）及肌纤维的走向特点，使得子宫体的纵向强度弱而横向强度高，而子宫下段横向强度最大。同时，前次剖宫产术的操作技巧以及本次妊娠胎盘的位置、宫腔压力、妊娠间隔时间等均与子宫破裂的发生有一定关系。瘢痕子宫破裂以不全破裂多见。

2. 非瘢痕子宫破裂

①梗阻性难产致子宫破裂，包括头盆不称、胎位异常。破裂以子宫下段为主。②损伤性子宫破裂。③不恰当地应用缩宫素。④子宫颈难产。⑤子宫发育异常。

二、临床表现

（一）子宫破裂发生的时间

部分发生在妊娠晚期，多数发生在临产后和分娩过程中，少数见于妊娠中期引产。

（二）主要临床表现

1. 先兆子宫破裂

病理性缩复环形成、下腹部疼痛、胎心率改变、排尿困难及血尿，是先兆子宫破裂的四大主要表现。研究表明，在子宫破裂前，胎心率与宫缩有明显的异常改变，可作为早期诊断的指标之一。在第一产程中，全程胎心监护能发现严重的心动过缓（4%）、心动过速（8%）、变异减速（24%）、宫缩过强（10%）和宫缩消失（22%）；在第二产程中异常胎心监护图形显著增多，变异减速发生率为47.8%，严重的变异减速占26.1%，宫缩过强占22%，宫缩消失占13%。异常的胎心监护图形是子宫破裂的先兆，因而在瘢痕子宫再次妊娠的晚期和试产过程中，应加强对胎儿心率和宫缩的监护，当胎心率异常时需警惕子宫瘢痕破裂。

2. 子宫破裂

（1）完全性子宫破裂

完全性子宫破裂表现为下腹部剧痛，随后宫缩停止，腹痛暂时缓解，羊水、血液进入腹腔后又出现持续性腹痛，出现面色苍白、出冷汗、脉搏细数等休克特征。

腹部检查：全腹压痛、反跳痛和腹肌紧张，压痛显著，破口处压痛更为明显，可叩及移动性浊音。腹部可清楚触及胎体，胎动、胎心音消失，而子宫缩小，位于胎儿一侧。

阴道检查：见鲜血流出，子宫颈口较前缩小，先露部上升，有时能触及裂口，能摸到缩小的子宫及排出子宫外的胎儿。阴道检查常可加重病情，一般情况下不做此检查。

（2）不完全性子宫破裂

浆膜层尚未穿破，先兆征象不明显，开始时腹部轻微疼痛，子宫瘢痕部位有压痛，此时瘢痕已有部分裂开，但胎膜未破，若不立即行剖宫产术，瘢痕裂口会逐渐扩大，出现典型的子宫破裂的症状和体征。子宫下段剖宫产切口瘢痕裂开，特别是瘢痕不完全裂开时，出血很少，且因有腹膜覆盖，因而缺乏明显的症状与体征，即所谓"安静状态破裂"。常在二次剖宫产手术时才发现，亦可以在自然分娩后常规探查宫腔时发现。若形成阔韧带内血肿，则在宫体一侧可触及有压痛的包块，胎心率不规则。子宫体部瘢痕破裂多为完全破裂。

三、辅助检查

1. 超声检查及腹腔穿刺

对于无明显症状的不完全性子宫破裂、子宫下段的瘢痕破裂及子宫后壁破裂，诊断较难，超声显示为：在无宫缩及宫内压力增加的情况下，子宫下段变得菲薄，甚至切口处肌层部分或全部缺损，有液体积聚，在膀胱充盈时，可出现楼梯样的皱褶，有一处较薄，峡部两侧不对称；当子宫下段受羊水流动、胎动、宫缩等影响时，羊膜囊迅速向子宫下段缺损的部位膨出。该声像图表现是先兆子宫破裂的确诊特征。子宫下段厚薄不均匀，肌层失去连续性是先兆子宫破裂有意义的征兆；若子宫下段均匀变薄，厚度 > 3 cm，且有明确的肌层，则表明无子宫下段缺损。若有内出血，则表现为子宫壁混合性回声光团，内部回声杂乱，边界不清，回声分布不均，其外侧子宫浆膜层连续完整；或表现为一外凸低回声光团，内部回声欠均匀，胎心异常或消失；腹腔穿刺可抽出血性液体。

完全性子宫破裂超声特点：子宫于宫缩时呈球形位于腹腔一侧，子宫肌壁较为疏松，可见子宫破裂口，浆膜层连续性中断，胎头变形，胎儿位于腹腔内，多数已死亡，胎儿周围环绕羊水及血液。胎膜囊可完整或不完整，胎盘多数亦随胎囊娩出至腹腔，腹腔内可探及程度不等的不规则液性暗区。腹腔穿刺可抽出血性液体。

2. 其他

CT 或 MRI 检查可清晰显示胎儿在子宫外，子宫肌层连续性中断。

四、治疗

1. 先兆子宫破裂

发现先兆子宫破裂时，应立即采取有效的措施抑制宫缩，并尽快行剖宫产术。

2. 子宫破裂

一旦确诊，无论胎儿是否存活，均应在纠正休克、防治感染的同时尽快手术。手术原则是简单、迅速、能达到止血目的。应根据产妇的全身情况、子宫破裂的程度与部位、产妇有无生育要求、手术距离发生破裂的时间长短以及有无感染而决定采取不同的手术方式。子宫破裂时间短、裂口小且边缘整齐、无明显感染、需保留生育功能者，可行裂口修补术。破裂口较大且撕裂不整齐或感染明显者，应行次全子宫切除术。子宫裂口延及子宫颈者可考虑行全子宫切除术。剖腹探查除应注意子宫破裂的部位外，还应仔细检查膀胱、输尿管、子宫颈和阴道，如发现有裂伤，应同时行这些脏器的修补术。对个别产程长、感染严重病例，是否需行全子宫切除术或次全子宫切除术或仅缝合裂口加双侧输卵管结扎术，需视具体情况而定。

术前、术中、术后应大剂量使用有效抗生素防治感染。子宫破裂应尽可能就地抢救，必须转院者，除抗休克治疗外，应在包扎腹部、减少震动的情况下转送。

五、预防

为避免子宫破裂的发生及提高子宫破裂的治愈率，仍应加强计划生育宣传及实施工作，做好预防保健工作，严格掌握药物（缩宫素、前列腺素等）引产及剖宫产指征，产时严密观察，禁止暴力压腹，避免损伤较大的阴道助产，提高产科质量。只有采取综合的措施，才能更好地预防子宫破裂的发生，保障母儿安全。

预防子宫破裂有如下措施：①加强产科医务人员职业道德及操作技术的培训，培养其爱岗敬业精神，规范剖宫产术式。有建议剖宫产时行下段切口，且切口缝合2层较缝合1层发生子宫破裂风险低。②加强高危孕产妇管理，尤其是对瘢痕子宫孕妇的管理。告知其提早住院，并采用B超了解子宫瘢痕情况，及时发现瘢痕子宫隐性破裂，但超声预测的阳性值仍存在争议。

对剖宫产后再孕者，下列情况禁忌阴道试产：①前次剖宫产为子宫体部切口、子宫下段纵切口或T形切口。②前次妊娠剖宫产指征依然存在。③2次以上剖宫产史或原切口感染史。④前次手术方式不详。⑤剖宫产不足2年再次妊娠。⑥既往有子宫破裂史。超声观察子宫瘢痕处有胎盘附着，易致胎盘植入、粘连而导致出血及子宫破裂。⑦有不适于阴道分娩的内外科并发症或产科并发症。⑧妊娠妇女及家属拒绝阴道试产。⑨不具备抢救急症患者的条件。

具备阴道试产者产程中通过胎心监护和B超严密监测子宫瘢痕变化，由于发生先兆子宫破裂时多伴有胎儿供血受阻而致胎心不规则或消失，因此分娩期持续胎心监护以及时发现胎心变化，结合体征可早期诊断先兆子宫破裂，及时施行剖宫产术。另外，对子宫破裂的高危人群，如早产、过期产、足月引产、超重的产妇，需严密观察，严防子宫破裂的发生。

第三节　羊水栓塞

羊水栓塞（AFE）是指在分娩过程中羊水进入母体血液循环中引起的低氧血症、循环衰竭和DIC等一系列病理生理变化的过程，是严重的分娩期并发症，死亡率高。

一、发病机制

在产科因循环衰竭死亡的产妇，经尸体解剖发现肺组织有羊水成分，电子扫描图像显示，在母体子宫下段局部，子宫颈内膜血管和胎盘着床部的血管中发现微血栓。因此，传统观点认为，羊水栓塞是羊水内容物进入母体血液循环，导致肺部血管机械性梗阻，引起肺栓塞、肺动脉高压、急性肺水肿、肺心病、左心衰竭、低血压、低氧血症、DIC以致产生全身多器官功能障碍。

近期，Clark等研究认为与栓塞相比，羊水栓塞更可能是母体对胎儿成分的过敏反应，并建议称其为"妊娠过敏反应综合征"。羊水或羊水内容物如鳞状上皮、黏液、毳毛及胎脂等，在宫缩下从子宫下段或子宫颈内膜破裂的静脉进入母体血液循环，或在胎盘早剥、子宫破裂、剖宫产、妊娠中期钳刮术、引产术或羊膜腔穿刺注药引产术时，直接由开放血管进入母体血液循环，在某些产妇体内激发了一系列复杂的与人类败血症及过敏反应相似的病理反应。内毒素介质的释放是继发病理生理过程的核心。

因此，目前认为羊水栓塞是由羊水活性物质进入母体血液循环引起的妊娠过敏反应综合征。引起羊水栓塞的羊水活性物质有白三烯、前列腺素、血栓素、血小板活化因子等。这些活性物质进入血液循环后可引起支气管痉挛、血小板聚集、血管内凝血，主要表现为心肺功能障碍、肺动脉高压、缺氧，继而发生多脏器损害等综合征。

1. 羊水栓塞时血流动力学的变化

既往的观点认为，羊水栓塞导致肺部血管机械性梗阻，引起肺动脉高压、急性肺水肿、肺心病、左心衰竭、低血压、低氧血症，最终产生全身多器官功能障碍。近年来，Clark等认为正常羊水进入母体血液循环可能并无危害。余艳红等用全羊水灌注兔的离体肺，未产生由机械性栓塞而引起的肺动脉高压和肺水肿，但在镜下检查发现有胎儿毛发及上皮细胞沉着在血管内，也无明显的血管痉挛发生；用不含羊水有形成分的羊水样血浆灌注离体肺，虽无机械样栓塞现象，但能立即使肺动脉压升高，产生肺水肿。这些结果证明，羊水栓塞致心肺功能障碍的原因不完全是羊水中有形成分引起的机械栓塞，而是由于羊水入血后多种活性物质释放所引起的病理变化。

2. 白三烯在羊水栓塞发病中的作用机制

白三烯是一组具有多种作用的生物活性物质，参与炎症和变态反应，又称为慢反应物质。当机体受到各种刺激和抗原抗体反应，会引起白三烯释放，它是过敏反应的重要介质，可导致过敏性哮喘或过敏性休克。白三烯能使支气管平滑肌强烈持久地收缩，增加毛细血管通透性和促进黏膜分泌，具有收缩肺血管的作用，可导致严重的低氧血症并产生低氧性肺动脉高压反应。另外，白三烯还具有强大的中性粒细胞、单核细胞和巨细胞趋化聚集作用，使肺血管膜和肺泡上皮受损，引起肺水肿。此外，白三烯有负性肌力作用，影响心脏动力，使心排血量显著下降，再加上白三烯可使血管通透性增高，血浆漏出，导致循环血量下降。

3. 前列腺素在羊水栓塞发病中的作用机制

前列腺素是花生四烯酸的代谢产物，大剂量的花生四烯酸使血小板产生血栓素，从而使血管收缩，增加毛细血管的通透性；还可使血小板聚集，促使血栓形成。目前，一些动物实验证明了羊水栓塞的发生与前列腺素之间的紧密联系，认为羊水栓塞对肺部的病理改变如肺动脉高压、肺水肿，是由前列腺素及其代谢物血栓素所致。另外，呼吸衰竭和低氧血症时前列环素与血栓素比例失去平衡，促使血小板聚集，DIC形成。

4. 羊水栓塞与肥大细胞类胰蛋白酶

羊水栓塞由于异体抗原在母血中的暴露，会引起一种过敏反应，在此反应发生时，T细胞和肥大细胞释放的颗粒中有一种肥大细胞类胰蛋白酶参与体内过敏反应。补体在激活羊水栓塞的发病中具有重要的作用，羊水栓塞患者，补体C3和C4水平比正常妊娠者低。

5. 血管内皮素 -1 与羊水栓塞发病的关系

Khong在1998年发现羊水栓塞死亡者的肺泡、细支气管内皮、肺血管内皮均有内皮素 -1 表达，而羊水中胎儿上皮细胞内皮素 -1 十分丰富。内皮素 -1 与羊水栓塞时血流动力学及肺动脉高压的病理机制有密切关系，它可使肺血管及气道系统收缩。

二、羊水栓塞发病的高危因素

1. 宫缩过强

宫缩过强使子宫内压增高，羊水易被挤入已破损的小静脉内。正常情况下羊膜腔内压力为 0 ~ 15 mmHg，与子宫内肌层、绒毛间隙压力相似。临产后，第一产程内，宫缩时羊膜腔内压力上升为 40 ~ 70 mmHg，第二产程时为 100 ~ 175 mmHg，而宫腔内静脉压力为 20 mmHg，羊膜腔内压力超过静脉压，羊水易被挤入已破损的小静脉内。此外，宫缩过强使子宫阔韧带受牵拉，子宫底部举起而离开脊柱，可减轻对下腔静脉的压力，使回心血量增加，有利于羊水进入母血循环。多数学者认为羊水栓塞与过强宫缩、不恰当使用宫缩剂有关。

2. 其他因素

子宫体或子宫颈有病理性或人工性开放血窦，如由前置胎盘、胎盘早剥、胎盘边缘血管破裂、胎盘血管瘤、人工破膜、子宫颈扩张术、引产、剖宫产术等各种原因造成的子宫体或子宫颈血窦开放均是羊水栓塞发生的高危因素。

三、临床表现

羊水栓塞多发生在分娩过程中，尤其在胎儿即将娩出前，或产后短时间内，极少超过产后 48 h。罕见的羊水栓塞发生在临产前，剖宫产术者多发生在手术过程中。

羊水栓塞典型的临床表现为突然发生的急性心肺功能障碍、肺动脉高压、严重低氧血症、深度低血压、凝血功能障碍和难以控制的出血，呼吸困难、发绀、循环衰竭、凝血障碍及昏迷为其五大主要症状。

（一）急性心肺功能衰竭

主要是在产程中，尤其是在刚破膜后不久，或分娩前后短时间内，产妇突然发生烦躁不安、寒战、气急等先兆症状；继而出现呼吸困难、发绀、抽搐、昏迷、血压下降、肺底部湿啰音等过敏样反应和急剧的心肺功能障碍症状。严重者发病急骤甚至没有先兆症状，仅惊叫一声或打一个哈欠，血压即迅速下降或消失，产妇可在数分钟内迅速死亡。经肺动脉导管发现羊水栓塞的患者有瞬时的肺动脉压升高、左心功能不全，有一定程度的肺水肿或呼吸窘迫综合征。

（二）休克

由肺动脉高压引起的心力衰竭、急性循环呼吸衰竭及变态反应可引起心源性和过敏性休克。患者出现烦躁不安，寒战，发绀，四肢厥冷，出冷汗，心率快，脉速而弱，血压下降；DIC 高凝期的微血栓形成，使左心排血量低下或心搏骤停致循环衰竭；凝血功能障碍、凝血因子消耗致出血等均会引起急性循环衰竭、缺血、缺氧等休克的临床表现。

（三）严重的低氧血症

由于肺动脉高压和休克，患者出现严重的低氧血症，出现发绀、呼吸困难，动脉血氧分压及血氧饱和度急剧下降，动脉血氧分压可降为 80 mmHg 以下，一般在 60 ~ 80 mmHg。

（四）凝血功能障碍

高凝期出现与出血不成比例的休克，此期持续时期很短，一般难以发现，凝血后期由于微血栓可致脏器功能障碍。患者经过短暂的高凝期后，继之发生难以控制的全身广泛性出血、大量阴道流血、切口渗血、全身皮肤黏膜出血、消化道大出血甚至暴发性坏疽。有部分患者有急性严重的 DIC 表现而无心肺症状，这部分患者以致命的消耗性凝血继发严重的广泛性出血表现为主。

（五）急性肾衰竭等多脏器功能衰竭

羊水栓塞后期患者出现少尿或无尿及尿毒症的表现。这主要是由于循环功能衰竭引起的肾缺血及 DIC 高凝期形成的血栓堵塞肾内小血管，引起肾脏缺血、缺氧，导致肾脏器质性损害。羊水栓塞后 DIC 可发生于多个器官、系统。

四、临床诊断

常用的诊断标准包括：①急性低血压或心搏骤停。②急性缺氧，表现为呼吸困难、发绀或呼吸停止。③凝血功能障碍，实验室数据表明血管内纤维蛋白溶解或无法解释的严重出血。④以上症状发生在阴道分娩、剖宫产、产后 30 min 内。⑤对上述症状缺乏其他有意义的解释。

五、治疗

羊水栓塞患者多数死于急性肺动脉高压、呼吸循环衰竭、心搏骤停及难以控制的凝血功能障碍，急救处理主要采取支持性和对症性方法。

（一）循环支持治疗

1. 维持血流动力学稳定

多巴酚丁胺、磷酸二酯酶抑制剂兼具强心和扩张肺动脉的作用，可首选，如多巴酚丁胺 5 μg/（kg·min），静脉泵入。低血压者，可使用去甲肾上腺素或血管升压素等维持血压，如去甲肾上腺素 0.01 ~ 0.10 μg/（kg·min），静脉泵入。

2. 解除肺动脉高压

推荐使用西地那非、前列环素、一氧化氮及内皮素受体拮抗剂等特异性扩张肺血管平滑肌的药物，如西地那非每次 20 mg，口服，每日 3 次；前列环素 1 ~ 2 ng/（kg·h），静脉泵入。

3. 液体管理

需注意管理液体出入量，避免引起心力衰竭、肺水肿等。

4. 心搏骤停的处理

一旦出现心搏骤停，应立即进行高质量的心肺复苏，对未分娩的孕妇应协助其取左侧 30° 平卧位，防止负重子宫压迫下腔静脉。

（二）正压供氧，改善肺内氧的交换

应立即行气管插管正压给氧，以改善肺泡毛细血管缺氧症状，减少肺泡渗出液及减轻肺水肿，从而改善肺呼吸功能，减轻心脏负担及改善脑缺氧，有利于昏迷的复醒。充分吸氧可最大限度地缓解脑和心肌缺血及酸中毒引起的肺动脉痉挛，改善缺氧，避免由于缺氧造成心、脑、肾缺氧而致多脏器功能衰竭。

（三）抗过敏

患者出现寒战、咳嗽、胸闷及与出血量不成比例的血压下降时，可给予地塞米

松 20 mg 静脉缓慢注射。临床诊断为羊水栓塞者再给地塞米松 20 mg 加入 10% 葡萄糖液 250 ~ 500 mL 静脉滴注。也可给予氢化可的松 100 ~ 200 mg 加于 5% ~ 10% 葡萄糖液 50 ~ 100 mL 快速静脉滴注，再用 300 ~ 800 mg 加于 5% 葡萄糖液 250 ~ 500 mL 中静脉滴注，每日可用 500 ~ 1 000 mg。目前，临床上以用地塞米松较多，较少使用氢化可的松。

（四）纠正凝血功能障碍

①积极处理产后出血。②及时补充凝血因子，包括输注大量的新鲜血、血浆、冷沉淀、纤维蛋白原等，必要时可静脉输注氨甲环酸。③肝素治疗羊水栓塞 DIC 的争议很大，由于 DIC 早期高凝状态难以把握，使用肝素治疗弊大于利，因此不推荐肝素治疗。

六、产科处理原则

羊水栓塞发生后，原则上应先改善母体呼吸循环功能，纠正凝血功能障碍，病情稳定后即应立刻终止妊娠，去除病因，否则病情仍会继续恶化。产科处理的原则为：①如在第一产程发病，经紧急处理，产妇血压、脉搏平稳后，胎儿未能立即娩出，应行剖宫产术结束分娩。②如在第二产程发病，则应及时行产钳助产结束分娩。③产后如大量出血、凝血功能障碍应及时输注新鲜血、新鲜冰冻血浆，补充凝血因子、浓缩抑肽酶等。若经积极处理仍未能控制出血，应立即行子宫切除术，以减少胎盘剥离面大血窦的出血，阻断残留子宫壁的羊水及有关物质进入母血循环。子宫切除后因凝血功能障碍导致手术创面渗血而致的腹腔内出血，一般情况下使用凝血因子能奏效。若同时伴有腹膜后血肿、盆腔阔韧带血肿等，可在使用凝血因子的同时行剖腹探查止血。④关于宫缩剂的应用，可常规应用适量的缩宫素及前列腺素，但不可大量应用，加大宫缩剂的用量并不能达到减少出血的效果，同时还可能将子宫血窦中的羊水及其有形物质再次挤入母血循环而加重病情。

第四节　子宫内翻与子宫颈外翻

一、子宫内翻

（一）子宫内翻的分类

子宫内翻是指子宫底部向宫腔内陷入，甚至自子宫颈翻出。临床上常根据发生的时间及内翻的程度进行分类。按子宫内翻发生时间分为急性、亚急性和慢性；按子宫内翻程度分为一度、二度和三度。

（二）子宫内翻的临床诊断

1. 急性子宫内翻

急性子宫内翻时，由于输卵管、卵巢、子宫各韧带及腹膜突然被强力牵拉，神经末梢受到严重刺激而导致神经性休克，因此可出现休克与出血量不成正比的现象，患者很快陷入严重休克状态。所以，凡在分娩第三产程发生不明原因的休克，尤其与出血量不相符时，应立即考虑本病的可能，及时做阴道检查以明确诊断。

2. 慢性子宫内翻

慢性子宫内翻多因急性子宫内翻未能及时发现，幸免于死亡而后就诊时发现。主要表现为产后下腹坠痛或阴道坠胀感，大小便不畅，阴道不规则流血或月经过多，白带多且臭或流脓液，多继发贫血。慢性子宫内翻在临床上需与子宫脱垂、子宫巨大黏膜下肌瘤相鉴别，通过妇科检查和超声检查不难作出判断。超声检查不仅实时、方便、快捷，可显示子宫内翻和内翻程度，及早对该病作出诊断，还可用超声观察手法复位的治疗过程，了解复位效果。

（三）子宫内翻的治疗

子宫内翻的治疗应根据患者年龄、内翻程度、感染程度、有无生育要求等情况而决定。

1. 急性子宫内翻的治疗

急性期采取及时、正确、有效的抢救方法是降低病死率的关键。对于急性子宫内翻的患者，一旦诊断明确，应立即抓紧时间积极处理，及时采取复位及支持治疗。根据患者的情况选择适当的手术方法迅速复位，复位越早效果越好，若无条件复位，必须立即抢救休克，同时转诊，要求一步到达有条件的医院，切不可轻率做阴道内操作。具体处理如下：①如无休克，立即行经阴道子宫还纳术。②如有休克，先抢救休克，以免手术操作加重休克致患者猝死。立即建立 2 条静脉通道，给予吸氧、输血、输液，肌内注射吗啡、哌替啶，子宫颈注射阿托品或山莨菪碱等镇静止痛药，在纠正休克的同时行子宫复位术。文献报道，不纠正休克而行复位术死亡率高达 30%，而纠正休克后复位死亡率仅 5%。③胎盘的处理。若发生子宫内翻时胎盘尚未剥离，宜复位后再剥离；如有小块胎盘剥离出血，可用纱垫压迫局部出血处并行复位术；如有胎盘植入则可考虑行子宫切除术。

子宫复位分为手法复位术和手术复位术两种方法，具体如下。

（1）手法复位术

手法复位术即经阴道子宫还纳术，一般在子宫颈尚未回缩时进行，成功率为 50%～80%。复位前禁用宫缩剂，先全身麻醉或使用强镇静剂哌替啶，术者一手伸入患者阴道，用手指略扩张子宫颈，以手掌托子宫底，手指将近子宫颈环部缓慢向盆腔推移，最后将宫底推入宫腔，应遵循最后翻出的部分最先回纳的原则，手法要轻柔。另一手在耻骨联合上方协助扩张子宫底部凹陷。复位成功后手勿立即取出，采用握拳式抵住子宫底，经腹子宫底注射缩宫素，待宫缩后方可取出。为预防子宫复位后再次翻出可采用下面两种方法：①在宫腔内置入纱布，填塞时注意从宫底部填起，均匀填紧。②水囊（Foley 导尿管）填塞法，水囊具有可塑性，可改变形状而充分填塞子宫腔，同时不影响子宫的正常收缩。24 h 后取出纱布或水囊。

（2）手术复位术

手术复位术共有 5 种方法，应用于经阴道子宫还纳失败者。分别是：①腹部子宫还纳术。该法方法简单，子宫上无切口，有利于再次妊娠，仅适用于急性子宫内翻。具体方法是先切开腹壁，可见子宫内翻的凹陷部有输卵管、卵巢、圆韧带及子宫壁，再用两把组织钳钳住两侧子宫壁并缓慢牵拉子宫壁，待部分子宫底引出凹陷后，将组织钳下移继续向上牵拉直至子宫底全部整复。② Haultain 术。经腹将阴道与子宫颈连接处的后部切开，牵拉子宫后壁直至内翻子宫复位，恢复正常解剖位置。此方法较简单，但复位后宫体缝线无腹膜覆盖，易与盆腔后壁粘连致子宫后屈。③ Dobin术。经腹在子宫颈与膀胱反折处做横切口，推开膀胱暴露子宫下段和子宫颈，然后切开子宫颈环的前壁，复位后腹膜可覆盖切口。Haultain 术和 Dobin 术适用于子宫颈回缩较紧者。④ Spinelli 术。经阴道切开子宫颈环的后壁。⑤ Kustner 术。经阴道切开子宫颈环的前壁。

2. 慢性子宫内翻的治疗

慢性子宫内翻者一般感染严重，局部充血、水肿、粘连坏死，复位很困难，即使复位成功，也可能导致感染，因此考虑经阴道切除子宫较好；对仍要求生育者，则尽量采用复位术。其方法是先控制感染，然后在充分麻醉下行手法复位，如不成功则行经腹复位术。

二、子宫颈外翻

子宫颈在分娩时发生撕裂，可为单侧、双侧或星状，程度不等，从轻度撕裂到撕裂至穹隆部，如未及时手术修补，日后瘢痕组织牵缩，使子宫颈管外翻，子宫颈黏膜暴露于外，即形成子宫颈外翻。

（一）临床表现

轻度子宫颈外翻症状不明显，可有黏液状白带略增多。合并感染，形成慢性子宫颈炎时，则转为黏液脓性分泌物，量亦增多，而且可有接触性出血，其他慢性子宫颈炎现象也都具备。

阴道窥器视诊可见子宫颈横裂或呈星状，子宫颈前、后唇距离较远，可见子宫颈管下端的黏膜皱襞。如并存子宫颈炎，则由于长期充血、水肿及结缔组织增生，可致子宫颈前、后唇明显肥大，黏膜红肿，表面附有黏液性分泌物。

阴道指诊见子宫颈外口较宽，有时可触到子宫颈管中线的纵形皱襞。

（二）诊断

子宫颈外翻，一般子宫颈有裂伤瘢痕及子宫颈外口有较深的撕裂，可见到或触到子宫颈管皱襞。如用 3% 醋酸溶液涂抹局部，可显示一致性的葡萄状或面条状突起。

（三）鉴别诊断

子宫颈外翻肥大，有时外观很难与早期子宫颈癌鉴别，应常规做阴道细胞学及阴道镜检查，必要时做活组织检查确诊，仍不能肯定者宜定期随访。

（四）治疗措施

轻度子宫颈外翻无临床症状者，可不予处理，合并慢性子宫颈炎者，按慢性子宫颈炎处理原则予以治疗。

（五）预防

除注意掌握人工流产操作及正确处理中期妊娠引产与分娩外，在产后、流产后复查时，亦须常规检查子宫颈。如发现子宫颈裂伤较重，宜及时修补。

参考文献

[1] 陈华生. 孕激素类药物在妇科内分泌疾病中的应用价值及不良反应分析 [J]. 北方药学，2021，18（4）：165-166.

[2] 陈丽华，庞晓军. 妇科内分泌疾病与复发性流产的相关性 [J]. 昆明医科大学学报，2020，41（6）：136-139.

[3] 陈艳. 临床实用妇产科疾病诊疗学 [M]. 长春：吉林科学技术出版社，2019.

[4] 陈芝佐. 10 例原发性阴道恶性肿瘤临床分析 [D]. 昆明：昆明医科大学，2015.

[5] 翟倩岚. 胎盘早剥患者产后出血发生率及其影响因素分析 [J]. 临床研究，2024，32（1）：84-87.

[6] 董萍萍. 妇产科疾病诊疗策略 [M]. 北京：中国纺织出版社，2022.

[7] 冯嘉楠，陶丽新，郭秀花，等. 围绝经期与代谢综合征的关联性研究 [J]. 中国医药导报，2023，20（30）：104-107.

[8] 高兴爽. 子宫平滑肌瘤、不典型子宫肌瘤、子宫平滑肌肉瘤的临床病理特征及预后相关性分析 [D]. 石家庄：河北医科大学，2016.

[9] 郭银树，汪沙. 子宫腺肌病保守治疗的长期综合管理策略 [J]. 中国微创外科杂志（中英文），2023，23（12）：881-884.

[10] 郝璐瑶. 子宫内膜间质肉瘤临床特点及预后影响因素分析 [D]. 郑州：郑州大学，2021.

[11] 胡文婷. 245 例子宫颈癌临床分期与手术病理分期的差异性及淋巴结转移的危险因素分析 [D]. 恩施：湖北民族大学，2022.

[12] 黄椿汉，黄慧珍，王敏. 先兆流产孕妇保胎治疗后发生不良妊娠结局的危险因素分析及预测指标研究 [J]. 中国妇幼保健，2024，39（1）：81-84.

[13] 李潜，陈惠娴，何瑞敏. 多学科管理联合绝经激素治疗围绝经期综合征的临床效果 [J]. 中国社区医师，2023，39（30）：14-16.

[14] 李晓蕾. 147 例妊娠合并先天性心脏病临床分析 [D]. 衡阳：南华大学，2015.

[15] 刘慧. 妇产科疾病临床诊疗新进展 [M]. 长春：吉林科学技术出版社，2019.

[16] 刘婷，张伶俐，范孝盈，等. 子宫内膜异位症的孕激素抵抗机制的研究进展 [J]. 中国优生与遗传杂志，2023，31（12）：2612-2616.

[17] 刘万梅. 妇产科疾病临床诊疗学 [M]. 长春：吉林科学技术出版社，2017.

[18] 刘雨菁. 基于自然人群探索女性生殖道微生态与高危型人乳头瘤病毒感染和宫颈病变相关性 [D]. 北京：北京协和医学院，2021.

[19] 刘子勤. 儿童性早熟精准诊断策略的初步探讨 [D]. 北京：北京协和医学院，2022.

[20] 罗春姣. 妊娠期临床甲减与妊娠期并发症及不良妊娠结局关系的临床分析 [D]. 南宁：广西医科大学，2018.

[21] 罗惠，叶国柳，晋茂生 . 急性盆腔炎性疾病患者的致病微生物研究及药物治疗分析 [J]. 中华全科医学，2023，21（8）：1308-1311，1432.

[22] 门霞 . 滴虫性阴道炎患者阴道局部 Th1/Th2 细胞因子与 pH 值、菌群密集度的相关性分析 [J]. 医学理论与实践，2023，36（13）：2281-2283.

[23] 孟凡景 . 阴道菌群移植及阴道益生菌组合对细菌性阴道炎的治疗及其机制研究 [D]. 南昌：南昌大学，2018.

[24] 石英杰 . 我国早产流行现状及影响因素的前瞻性队列研究 [D]. 北京：北京协和医学院，2021.

[25] 孙长冬 . 妇产科常见疾病诊治与诊疗 [M]. 长春：吉林科学技术出版社，2015.

[26] 唐建 . 产科疾病临床诊疗 [M]. 哈尔滨：黑龙江科学技术出版社，2019.

[27] 万敏 . 湿润烧伤膏联合高频电波刀治疗急性子宫颈炎的效果分析 [J]. 中国当代医药，2016，23（7）：117-119.

[28] 汪爱华，张小华，张飞忠，等 . 麦芽提取物调控 NLRP3/Caspase-1/IL-1β 通路抑制高催乳素血症大鼠垂体前叶细胞增殖及催乳素分泌 [J]. 天津医药，2023，51（6）：618-623.

[29] 王敏华 . 左炔诺孕酮宫内节育系统的临床使用情况分析及其单用或联合应用米非司酮治疗围绝经期功能失调性子宫出血的疗效和安全性 [D]. 杭州：浙江大学，2018.

[30] 王生玲 . 新编临床妇产科疾病诊疗学 [M]. 西安：西安交通大学出版社，2018.

[31] 王晓君 . 绝经后子宫内膜癌发病危险因素的分析及其列线图预测模型的构建 [D]. 长春：吉林大学，2022.

[32] 王艳英 . 痛经临床特点调查 [D]. 北京：中国中医科学院，2015.

[33] 韦佳含 . 慢性子宫颈炎相关因素调查分析 [D]. 南宁：广西医科大学，2015.

[34] 吴秋霞，王琼，蔡淑寒 . 甲氨蝶呤联合米非司酮治疗对异位妊娠患者血清 β-HCG 及并发症的影响 [J]. 黑龙江医药，2023，36（6）：1266-1269.

[35] 谢妙妙 . 颈项透明层不同厚度与胎儿的预后及染色体异常、正常分娩率相关性的研究 [J]. 中国性科学，2020，29（6）：50-52.

[36] 杨银霞 . 胎膜早破对妊娠结局的影响及其与感染关系的临床分析 [D]. 太原：山西医科大学，2016.

[37] 张旅娇 .17 例外阴非上皮性恶性肿瘤患者临床病例分析并文献复习 [D]. 济南：山东大学，2017.

[38] 张少亚 . 妊娠合并糖尿病及孕期血糖控制情况与胎儿畸形相关性的研究 [D]. 银川：宁夏医科大学，2016.

[39] 张晓媛 . 子宫内膜癌分子分型及临床病理特征 [D]. 长春：吉林大学，2022.

[40] 赵云燕 . 临床产科疾病诊疗 [M]. 长春：吉林科学技术出版社，2020.

[41] 周芷嫣，纪毅梅 . 子宫内膜异位症痛经的临床特点及相关因素分析 [J]. 浙江创伤外科，2023，28（12）：2271-2274.